De la chiropraxie

Méthode & profession à part entière

Chantal JOLLIOT

De la chiropraxie

Méthode & profession à part entière

Préface de Pierre ERNY

L'Harmattan

Du même auteur

La chiropraxie. Une méthode reconnue et méconnue, Paris, Éditions L'Harmattan, 2016.

La force vitale au cœur des principes de la chiropraxie. Une méthode dans l'histoire des idées et des sociétés, Paris, Éditions L'Harmattan, 2014.

Les Notions de force vitale et d'énergie. Permanence culturelle, nécessité conceptuelle, Paris, Éditions L'Harmattan, 2003.

5-7, rue de l'Ecole-Polytechnique, 75005 Paris

http://www.editions-harmattan.fr

ISBN : 978-2-343-15968-3
EAN : 9782343159683

« L'essentiel est de rendre
correctes les désignations. »

Confucius

Avertissement. Dans cet ouvrage, le masculin est utilisé pour désigner les personnes et les fonctions dans le but d'alléger le texte. La traduction des citations en anglais est de l'auteur, sauf mention contraire. Le lecteur rencontrera dans les citations plusieurs formes du terme chiropraxie ; elles correspondent dans tous les cas à celles utilisées par les auteurs cités (Voir l'Annexe 1, La terminologie en chiropraxie).

Sommaire

Qu'est-ce que la chiropraxie ?

La méthode chiropratique s'intéresse particulièrement à la colonne vertébrale, carrefour entre l'appareil locomoteur, qui permet le mouvement, et l'appareil nerveux, qui coordonne les fonctions de l'organisme. Selon la théorie de la chiropraxie des perturbations de la statique et de la dynamique de la colonne vertébrale peuvent avoir des répercussions sur le maintien et le rétablissement de la santé.

Méthode qui ne recourt pas à la prescription de médicaments, la chiropraxie représente, dans le champ d'application qui est le sien, une conception originale de la santé et du bien-être dont les retentissements correspondent aux préoccupations actuelles pour le respect de l'équilibre de la personne dans son cadre naturel.

PRÉFACE

Quand nous disons « la médecine », comme nous le faisons communément, nous supposons qu'elle est issue d'un système culturel ayant son unité et sa cohérence, ce qui est loin d'être le cas. Très vite apparaissent des fissures dans les manières de penser et d'agir. Le présent ouvrage met le doigt sur une de ces fissures. En mettant en relief le rôle de la colonne vertébrale et de l'appareil musculo-squelettique dans son ensemble, la chiropraxie a renouvelé la pratique médicale à sa manière.

Chantal Jolliot est diplômée en chiropraxie aux États-Unis ; elle est également titulaire d'un doctorat en ethnologie et en anthropologie de l'Université de Strasbourg. Elle s'intéresse en particulier à l'usage culturel de la notion d'une force vitale qui donne sens à de multiples pratiques dont nous avons hérité aussi bien d'Europe que d'Asie, d'Afrique et des Amériques. Une vision purement pragmatique des choses se trouve ainsi éclairée par un regard en profondeur qui permet la compréhension puis la communication.

Pierre Erny
Août 2016

Prologue

Une histoire et une dynamique

Cet ouvrage est une édition augmentée de *La Chiropraxie, Une méthode reconnue et méconnue* publiée en 2016. Il reprend aussi des thèmes abordés dans *La force vitale au cœur des principes de la chiropraxie* (Ci-après *La force vitale*).

Nous avons alors suivi le parcours de la chiropraxie, d'une méconnaissance initiale à une reconnaissance à l'époque actuelle. Isolée à ses débuts, elle était pourtant en accord avec la culture et les aspirations des habitants des États-Unis de la fin du XIXe siècle et du début du XXe siècle. Tout au long du XXe siècle elle s'est affirmée comme une méthode de santé et comme une profession ; elle a été progressivement reconnue et intégrée dans les systèmes de santé de nombreux pays.

Ainsi, la chiropraxie a une histoire et une dynamique. Une évolution et une adaptation soutenues jusqu'à aujourd'hui ont contribué à façonner son identité. Elle a suivi les exigences qui s'imposent à toutes les méthodes de santé, en lien avec l'évolution des sociétés et des techniques.

Les pages qui suivent permettront de développer ces thèmes, qui peuvent être l'objet de riches controverses, et de revisiter des sources abondantes. Elles permettront également de compléter la bibliographie et d'aborder des thèmes nouveaux.

Plus généralement, il s'agira de situer et de comprendre la constitution d'une méthode à part entière et d'une profession autonome en associant leur histoire au contexte culturel dans lequel les faits se sont déroulés. Il s'agira aussi de questionner l'avenir.

Première partie

Débuts et fondation

Une élaboration sur plusieurs décennies a fondé la chiropraxie et façonné son identité, c'est-à-dire un ensemble de traits qui lui sont propres, des outils de réflexion, une terminologie et des notions innovantes.

Les étapes d'une élaboration

Il s'agit, dans les tout premiers temps, d'une aventure personnelle. Daniel David Palmer (1845-1913), natif du Canada, avait émigré aux États-Unis en 1865 à l'âge de vingt ans. Autodidacte passionné, il consacrait depuis des années son étude à la compréhension de la santé et de la maladie. En 1885 il s'installe à Davenport dans l'Iowa, sur les bords du Mississippi, et débute la pratique du magnétisme animal en 1886. Puis il élabore progressivement, jusqu'à son décès en 1913, la pratique et la théorie de la méthode qui sera dénommée *chiropractic*, la « pratique de la main », d'après les termes grecs *kheir*, « main », et *praktikos*, « propre à agir, efficace ».

De nombreux chercheurs se sont efforcés de saisir la naissance de la méthode chiropratique. L'historien Joseph Keating, se fondant sur les écrits de D.D. Palmer, distingue trois périodes dans l'évolution de sa pensée et de sa pratique : tout d'abord celle du magnétisme animal (*vital magnetic healing*) de 1886 à 1896 ; puis la première forme de la théorie chiropratique (*chiropractic / magnetic manipulation*), de 1897 à 1902 ; et enfin la seconde forme de la théorie chiropratique, de 1903 à 1913 (Keating, 1991).

La pratique du magnétisme (1886-1896)

Nous avons suivi dans *La force vitale* le cheminement du magnétisme aux États-Unis au XIXe siècle, ainsi que d'autres courants qui ont influencé D.D. Palmer et orienté sa pratique. Celui-ci, en tant que *magnetic*, cherchait à identifier soigneusement les organes malades par le toucher et à en normaliser la fonction en transmettant par ses mains une « force de vie » (*life force*) (Keating, 1991).

En septembre 1895 il guérit un cas de surdité grâce à une intervention manuelle qu'il dénomme *adjustment*, un « ajustement » de la colonne vertébrale. C'est la date retenue par la tradition chiropratique pour le geste premier de la méthode.

Première forme de la théorie chiropratique (1897-1902)

D.D. Palmer, qui était devenu *magnetic manipulator*, devient *chiropractic manipulator* durant cette deuxième période, sans doute pour distinguer sa pratique de celle des autres magnétiseurs.

Le terme *chiropractic* avait alors une signification assez générale, plus ample que l'identification et la correction de perturbations articulaires. Dans la continuité de la pratique du magnétisme, il s'agissait de détecter puis de normaliser dans l'ensemble de l'organisme des déplacements ou des obstructions, non seulement neurologiques mais également vasculaires (Ibid.).

D.D. Palmer était aussi familiarisé avec les débats du XVIIIe siècle sur la théories des fibres, la fibre étant considérée depuis l'Antiquité comme la composante de la matière vivante. Selon le système médical de Friedrich

Hoffmann, dans le courant iatromécanique, la propriété fondamentale de la fibre est le « ton » (*tonus*), c'est-à-dire la faculté de se contracter et de se dilater qu'elle reçoit du « fluide nerveux ». La thérapie consiste alors à agir sur la tonicité des fibres. Certains considèrent aussi que le « ton » est une portion de la « matière éthérée » répandue dans la nature entière.

D.D. Palmer reprend ce thème avec intérêt et le « ton » (*tone*) devient une notion fondamentale de sa théorie. Il constitue la qualité d'élasticité des fibres dont dépend la vie. La pathologie dérive des anomalies du « ton » qui peuvent perturber la vibration des nerfs et provoquer l'inflammation. Cette inflammation peut entraîner des variations de la température cutanée que le *chiropractic manipulator* doit détecter pour en supprimer la cause. Le « ton » ne peut être normalisé que par une circulation libre dans les nerfs. C'est ainsi que D.D. Palmer écrit :

> « La vie est l'expression du ton. Dans cette phrase réside le principe fondamental de la Chiropraxie. Le ton est le degré normal de tension des nerfs. Le ton se manifeste dans les fonctions par la normalité de l'élasticité, de l'activité, de la force et de l'excitabilité des divers organes en bonne santé. C'est pourquoi la cause des maladies réside dans les variations du ton — des nerfs trop tendus ou trop relâchés. » (Palmer, 1910, p. 7).

Seconde forme de la théorie chiropratique (1903-1913)

L'ajustement de septembre 1895 a probablement favorisé l'évolution des idées de D.D. Palmer du magnétisme proprement dit vers des conceptions teintées de mécanisme. Dans la première forme de la théorie, de 1897 à 1902, il tenait compte déjà des effets neurologiques des perturbations articulaires vertébrales. Puis il restreignit sa théorie à ce thème précis : l'appareil nerveux, y compris le système nerveux végétatif. Il dénomme ces perturbations articulaires *subluxation*, « subluxation ». Le terme apparaît dans ses écrits en 1903. Cette seconde forme de la théorie n'est donc pas radicalement différente de la première.

Très tôt, dès 1890, D.D. Palmer avait cherché à associer ses conceptions métaphysiques issues du magnétisme à ses connaissances relatives à la santé et à la maladie. Et c'est sans doute en 1906 qu'il retient la notion d'« intelligence » à connotation spiritualiste, également pour s'assurer une protection légale en différenciant sa pratique de celle de la médecine.

Selon ces conceptions, l'« intelligence innée » (*innate intelligence*), c'est-à-dire la force vitale (*vital force*) de l'organisme, est « une partie de l'Intelligence Universelle, individualisée et personnifiée » (*a part of Universal Intelligence, individualized and personified,* Palmer, 1910, p. 691). L'« intelligence innée » adapte l'« intelligence universelle » pour une action coordonnée de toutes les parties du corps par l'intermédiaire de l'appareil nerveux. Les obstacles à la circulation harmonieuse de la force vitale dans les nerfs favorisent le développement des maladies.

Vers 1910 la théorie de D.D. Palmer était bien affermie. Le « ton » et le rôle de l'influx nerveux en étaient devenus les thèmes essentiels ; seuls les déplacements articulaires étaient retenus, à l'exclusion d'autres déplacements ou obstructions (Keating, 1991).

À cette époque se posait la question de savoir si la chiropraxie était une méthode thérapeutique puisque, tout comme le magnétisme, elle ne traitait pas les maladies mais en supprimait la cause. Cette question n'était pas futile puisqu'elle conditionnait le statut de la méthode et de la profession. Pourtant, D.D. Palmer a laissé de longues listes de maladies à traiter.

> « La chiropraxie est le système le plus scientifique et le plus efficace pour identifier et ajuster manuellement la cause des maladies, ou pour rétablir et maintenir une parfaite santé de l'esprit et du corps du patient. » (Palmer, 1910, p. 977).

Durant cette troisième période D.D. Palmer rassemble nombre de ses écrits parus dans le magazine *The Chiropractor Adjuster* pour les publier en 1910 sous le titre *The Chiropractor's Adjuster. Text-Book of the Science, Art and Philosophy of Chiropractic*. Dans ce recueil, fréquemment cité ici, il reprend ses réflexions pour les développer et les nuancer. C'est, avec *The Chiropractor*, publication posthume de 1914, un des textes fondateurs de la chiropraxie.

On constate l'aboutissement d'une évolution. Alors que D.D. Palmer, *magnetic*, utilisait ses mains pour transmettre sa propre force vitale au corps du malade, D.D. Palmer, *chiropractor*, permet à la force vitale du malade de s'exprimer pleinement et harmonieusement.

D.D. Palmer et sa méthode

D.D. Palmer — Old Dad Chiro, le nom qu'il préférait, ou bien D.D. (initiales prononcées à l'anglaise) comme on affectionne de le nommer — se considérait comme le fondateur (*Founder*) de la chiropraxie. Il se rendait compte de l'importance de présenter sa méthode comme tout à fait originale. Il n'hésitait pas à affirmer, bien souvent avec fougue, qu'elle est une science, la seule à proposer une réponse à l'inlassable question : « Qu'est-ce que la vie ? ». Il la présente ainsi dans les écrits publiés en 1910 :

> « La chiropraxie **en tant que science** définit les lois de la vie et les rassemble en un système pour le maintien de la santé. » (Palmer, 1910, p. 416).

Et encore, dans la publication posthume de 1914 :

> « La chiropraxie comprend la science de la vie, le savoir relatif aux fonctions des organismes dans la santé et dans la maladie, également l'art de l'ajustement du neuro-squelette. » (Palmer, 1914, p. 13).

D.D. Palmer reconnaissait avoir rassemblé des thèmes, des « éléments pré-existants » (*pre-existing elements*) qui devaient former « système » (*system*). S'il contestait une filiation avec la médecine il reconnaissait que sa méthode s'inscrivait dans une longue tradition de pratiques et de croyances qui étaient largement acceptées aux États-Unis, notamment le magnétisme et les manœuvres de reboutage bien connues alors en Amérique du Nord et en Europe.

Il n'était pas le premier à utiliser des manœuvres vertébrales pour soulager les malades, mais il estimait être le premier à utiliser comme leviers les apophyses épineuses et transverses des vertèbres et, sur cette pratique, à fonder une science, un art et une philosophie.

> « Je revendique être la première personne à avoir ajusté des vertèbres manuellement en utilisant comme leviers les apophyses épineuses et transverses. J'ai développé l'art connu en tant qu'ajustement, j'ai formulé la science de la Chiropraxie et j'ai développé sa philosophie. » (Palmer, 1910, p. 983).

Science, art et philosophie sont intrinsèquement liés. D.D. Palmer entendait fonder une science (*science*) et il a longuement insisté sur le fait que la méthode devait avoir des bases scientifiques. Il se rendait compte qu'une proposition nouvelle doit être objectivée. Il n'y avait ni mystère, ni secret. Ses successeurs s'en souviendront. Il s'agissait tout autant d'un art (*art*) en raison du savoir-faire exigé par le geste chiropratique. Mais d'une science et d'un art sous-tendus par une philosophie (*philosophy*) qui instaure une distinction nette entre la chiropraxie et toutes les autres méthodes de santé (Palmer, 1910, pp. 8, 408). D.D. Palmer insistait ainsi sur l'identité de sa méthode, son originalité et sa cohérence, c'est-à-dire les liens étroits entre les éléments qui la constituent. Il a d'emblée voulu qu'elle soit différente et séparée.

On a beaucoup raillé l'usage du terme philosophie en chiropraxie. Il ne s'agit certes pas d'un corpus philosophique au sens académique du terme. En tant que philosophie de la chiropraxie, elle fonde une réflexion sur la méthode. Elle sous-tend une compréhension générale du vivant, une conception de la santé et de la maladie qui orientent vers une démarche thérapeutique. Dans ce sens, le terme philosophie s'applique à bien d'autres domaines, notamment à la médecine.

Une terminologie pour la chiropraxie

Une méthode nouvelle, des notions nouvelles appellent et même imposent l'assise d'une terminologie nouvelle. Ce que D.D. Palmer a bien saisi, comme en témoignent ses écrits. Depuis la période du magnétisme nous suivons l'évolution de sa pensée et de sa pratique dans les dénominations qu'il revendique : celui qui est *magnetic* devient progressivement *magnetic manipulator*, puis *chiropractic manipulator*, puis *chiropractor*.

Simultanément, le terme *disease* devient *dis-ease*, c'est-à-dire un terme non médical qui a été interprété de diverses manières. Quant au terme *diagnosis* il devient *spinal analysis*, c'est-à-dire une évaluation non médicale de la colonne vertébrale (Keating, 1991). Nous avons vu le rôle essentiel de la notion dénommée *intelligence* (intelligence) qui n'est pas non plus médicale ; elle fait partie de traditions métaphysiques qui envisagent l'être humain et son environnement dans une relation dynamique.

D.D. Palmer a aussi élaboré la notion d'un dysfonctionnement de la mécanique intervertébrale qu'il dénomme *subluxation* ou *sub-luxation* (subluxation). Il est normalisé grâce à une manœuvre à visée thérapeutique qu'il dénomme *adjustment* (ajustement), plutôt que *manipulation* (manipulation), terme qui a été écarté d'emblée. Nous y reviendrons.

Parmi les « éléments pré-existants » retenus avec grand intérêt par D.D. Palmer, des thèmes anciens étaient déjà tombés en désuétude à son époque, tels que celui de système médical, la théorie des fibres et la notion de « ton » du courant iatromécanique. Les systèmes médicaux se sont beaucoup développés au XVIIIe siècle ; ils s'efforçaient de rendre compte de la santé et de la maladie par un petit nombre de principes ou même un seul, ce qui sera le cas de la chiropraxie présentée d'ailleurs comme « système » par son fondateur. Cette démarche a été abandonnée au XIXe siècle à partir de l'essor de la médecine expérimentale. De même, la théorie des fibres et la notion de « ton » se sont éteintes au XIXe siècle avec l'essor de la théorie cellulaire.

Quant aux termes science, art et philosophie, ils ne sont pas propres à la chiropraxie mais D.D. Palmer y tenait beaucoup ; il les considérait comme essentiels pour caractériser sa méthode.

Cette terminologie — nouvelle ou adoptée — devait non seulement permettre d'identifier la jeune méthode mais également de la différencier d'autres méthodes avec lesquelles elle était en concurrence. C'est ce qui est advenu. Lors des premiers procès contre la chiropraxie, dans l'État du Wisconsin, la défense a argumenté avec succès que sa terminologie la différenciait nettement du magnétisme, de l'ostéopathie et de la médecine et que ses objectifs étaient tout à fait autres.

Une terminologie n'est jamais neutre ni secondaire. Tout comme la question de savoir si la chiropraxie est une méthode thérapeutique, le rôle d'une terminologie spécifique est essentiel pour l'identifier en tant que méthode ayant des principes propres et devant être pratiquée par des praticiens spécialisés. Nous verrons que cette terminologie s'est encore développée ultérieurement.

Si la chiropraxie a une date de naissance reconnue très tôt par les chiropracteurs — septembre 1895 — l'approche historique montre qu'il a fallu de longues années avant que tous les éléments de la méthode ne soient pleinement définis et associés. Les écrits de son fondateur en témoignent. Elle a été en « métamorphose » (*metamorphosis*) dès ses débuts (Keating, 1991).

Nous allons aborder divers aspects de cette métamorphose pendant un siècle, caractérisée par une tension entre la perpétuation du modèle des origines — c'est-à-dire une forme d'idéal défini par D.D. Palmer — et des courants de la profession qui travaillent à l'invention et à la dynamique.

Deuxième partie

Principes fondamentaux et théorie

Comme beaucoup de méthodes de santé la chiropraxie a jeté l'ancre à la conjonction de maints domaines. Traditions et innovations, sciences fondamentales et efficacité thérapeutique ont permis l'élaboration de principes et la définition d'une théorie.

Des thèmes pérennes

De grands thèmes pérennes sont autant de facettes qui se dégagent des principes fondamentaux de la chiropraxie. 1. — Ils consistent tout d'abord, de manière essentielle, dans la prise en compte de l'intérêt fort ancien pour l'appareil nerveux et pour la colonne vertébrale, ainsi que du savoir médical et des techniques des XVIIIe et XIXe siècles. 2. — Ils consistent ensuite dans la pratique de la main, du toucher, fondamentale en chiropraxie, et qui date de l'aube de l'humanité. 3. — Il s'agit aussi du courant optimiste du naturisme qui date de la tradition hippocratique et qui était en vogue aux États-Unis au XIXe siècle dans un fort courant hygiéniste. 4. — Il s'agit enfin de la notion d'« intelligence », d'une force vitale, à laquelle est attribué un rôle organisateur dans le maintien de la santé.

D.D. Palmer tenait également à tous ces thèmes qui ont constitué des ressources pour sa réflexion. Ils conjuguent des conceptions médicales et mécanistes, des pratiques telles que le magnétisme et le reboutage, le courant du naturisme, de même que des traditions métaphysiques occidentales. Ils constituaient un « système » cohérent, une science dans la pensée du fondateur, mais aussi un modèle composite qui lançait la nouvelle méthode et la nouvelle profession dans un cheminement complexe.

Il ne s'agissait certes pas d'une science telle qu'elle est comprise en ce début de XXIe siècle et que l'on solliciterait pour justifier une théorie élaborée une centaine d'années plus tôt. Mais il s'agissait d'un savoir structuré reposant sur les nombreux thèmes évoqués, ainsi que sur une anthropologie particulière.

Ce savoir a conduit à une compréhension du vivant, de la santé et de la maladie. Ce qui était innovant était l'accent mis sur la relation entre structure et fonction, sur le rôle de la colonne vertébrale et de l'appareil nerveux dans le maintien de la santé ou dans l'origine des maladies. Ce rôle justifiait le recours à une pratique manuelle, l'art de l'ajustement, afin de restaurer une fonction harmonieuse, articulaire et neurologique, alors que la pratique du magnétisme des débuts reposait sur des relations interpersonnelles.

> « La chiropraxie comprend la science et l'art de l'ajustement des vertèbres — le savoir-faire et le geste proprement dit. Soulager la maladie et restaurer la santé sont l'effet de l'art de l'ajustement. » (Palmer, 1910, p. 225).

D.D. Palmer insiste : « La science de la chiropraxie a conduit à la création de l'art de l'ajustement vertébral. » (Palmer, 1914, p. 13). L'association des termes science et art, maintes fois reprise dans ses écrits, correspond à la dénomination de science appliquée (Wardwell, 1992 ; Keating, 1993).

Une science appliquée au cœur d'un modèle composite.

C'est ainsi que les notions de subluxation et d'ajustement prolongent des conceptions métaphysiques vers des données très concrètes, anatomiques, physiologiques et cliniques. Elles ont des caractéristiques propres, tout en s'inscrivant dans l'histoire des idées. Voici des commentaires.

La subluxation chiropratique

L'intérêt pour les vertèbres et pour les « nerfs » date de l'Antiquité, dans toutes les aires culturelles, que ce soit dans le soin des humains ou des animaux. Les termes luxation et subluxation existaient bien avant les débuts de la chiropraxie. Leur étymologie indique la notion de biais, d'obliquité, d'arrachement. Il s'agit en orthopédie de la perte des rapports normaux entre des surfaces articulaires. Suivant les cas il s'agit de luxation complète ou de luxation incomplète, aussi dénommée subluxation. Il y eut en Europe de nombreuses théories sur la nature de la luxation et sur les manœuvres de réduction appropriées (Gaucher-Peslherbe, 1985).

Le dysfonctionnement articulaire

Le terme subluxation a également été utilisé dans le sens de dysfonctionnement articulaire avant les débuts de la chiropraxie. Voici des exemples. Hippocrate l'envisageait déjà dans son traité *Des articulations*. Plus près de nous, en 1746, Joannes Henricus Hieronymus utilisait le terme subluxation pour désigner un léger changement de position des vertèbres et les douleurs qui y étaient associées. En 1820, Edward Harrison considérait la subluxation comme la cause d'une compression de la moelle épinière ou des nerfs. En 1843, John Evans Riadore considérait que des déplacements des articulations intervertébrales pouvaient provoquer l'irritation des nerfs rachidiens et des pathologies (Peters, 2009 ; Gatterman, 2009).

La subluxation chiropratique

D.D. Palmer a-t-il eu connaissance de ces observations qui ont précédé son temps ? Au tournant du XXe siècle il envisage la subluxation vertébrale comme un dysfonctionnement articulaire qui se distingue de la subluxation en orthopédie. Il en fait un paradigme pour sa méthode.

C'est une perturbation de la biomécanique des articulations intervertébrales qui demeurent pourtant dans leurs relations physiologiques. Elle peut faire l'objet d'une description dans l'espace. Elle est fonctionnelle et réversible. Selon D.D. Palmer il est simplificateur de la décrire comme une « vertèbre déplacée » (*vertebra out of place*).

> « La sub-luxation est une séparation partielle ou incomplète dans laquelle les surfaces articulaires demeurent partiellement en contact. » (Palmer, 1910, p. 490).

On constate l'adaptation de la terminologie : le terme *sub-luxation*, plutôt que *subluxation*, permet de se démarquer du vocabulaire médical.

D.D. Palmer a longuement commenté la subluxation pour la caractériser, ajouter nuances et précisions. Cette perturbation statique et dynamique est la désorganisation de la biomécanique intersegmentaire, d'un complexe proprioceptif qui associe les structures articulaires et neurologiques. Elle s'inscrit dans l'ensemble des structures articulaires contiguës (disques intervertébraux, ligaments, tendons et muscles), également dans l'ensemble de la colonne vertébrale, de la posture et du mouvement.

Les étiologies de la subluxation sont diverses. 1. — Mécaniques, telles que des modifications de la cinématique intersegmentaire (traumatismes, efforts excessifs, positions viciées). 2. — Chimiques (inflammation, réflexe viscéral, nutrition). 3. — Neurologiques. 4. — Et des facteurs émotionnels. Elle peut, dans certains cas, se résoudre spontanément grâce au repos articulaire et à la disparition des facteurs qui l'ont provoquée.

Effets de la subluxation chiropratique

D.D. Palmer attribuait des effets majeurs à la subluxation. Avec son fils, Bartlett Joshua Palmer (1881-1961) — B.J. (initiales prononcées à l'anglaise) comme on affectionne de le nommer — il en a retenu essentiellement les effets neurologiques. Nous avons vu qu'il a insisté sur la notion de « ton », c'est-à-dire la fonction neurologique. Il écrit encore :

> « La tension des nerfs détermine la santé ou la maladie. Dans la santé, la tension est normale, dénommée ton [...]. La nature de la maladie dépend des nerfs qui sont trop tendus ou trop relâchés. » (Palmer, 1910, p. 19).

La subluxation peut provoquer une tension anormale, une compression, une irritation des racines nerveuses ; elle peut, de ce fait, perturber la transmission de l'influx nerveux et la physiologie des tissus innervés. Les signes et symptômes sont variables, locaux ou périphériques, associés ou non à un processus douloureux et vasculaire, selon les nerfs affectés.

C'est pourquoi « la maladie résulte de la pression des vertèbres sur les nerfs ; libérer cette pression revient à supprimer la cause de la maladie ». Ce principe est « le fondement de la science de la Chiropraxie » (*the basis of the science of Chiropractic*, Palmer, 1910, p. 479).

La subluxation est le plus fréquemment identifiée grâce à la palpation manuelle qui permet d'apprécier la mobilité intersegmentaire, la tonicité des tissus, les asymétries et les zones douloureuses, ainsi que les modifications de la température cutanée. L'analyse radiographique a été également importante pour beaucoup de chiropracteurs. Nous y reviendrons.

Réflexions et hypothèses en chiropraxie

La notion de subluxation permet de décrire et de nommer un dysfonctionnement articulaire, une perturbation biomécanique (*biomechanical disorder*), et ses effets neurologiques. Elle sous-tend un projet thérapeutique.

Les proches de D.D. Palmer puis des générations de chiropracteurs, théoriciens et praticiens, se sont évertués à la définir et à en déterminer les effets sur la santé. Des controverses ont débuté dès 1906. Alors que les Palmer, père et fils, mettaient l'accent sur le déplacement vertébral (*vertebral displacement*, *misalignment*), d'autres mettaient l'accent sur la perturbation du mouvement comme caractéristique première de la subluxation.

Quant à ses effets sur la santé, il s'agissait de déterminer si elle est l'expression d'une pathologie latente ou une pathologie par elle-même. Pouvait-elle provoquer des pathologies et des troubles fonctionnels, ou bien perturber le pouvoir de récupération de l'organisme ? Et aussi, quels critères devaient être retenus pour la mettre en évidence ?

Des études ont été conduites très tôt, dès 1930, notamment par Fred W.H. Illi en Suisse. Après la Seconde guerre mondiale, des chercheurs, tels Henri Gillet et Maurice Liekens en Belgique, A. Earl Homewood et Joseph Janse aux États-Unis, considèrent la perturbation de la biomécanique articulaire comme un caractère distinctif. Des modèles mathématiques ont été élaborés à partir des années 1960, notamment par C.H. Suh à l'Université du Colorado aux États-Unis.

La profession chiropratique a également formulé à cette époque un modèle théorique de la subluxation qui comprend deux aspects. 1. — Le « complexe de la subluxation vertébrale » (*vertebral subluxation complex*) porte sur les structures anatomiques et sur les modifications physiologiques provoquées par la subluxation (notamment des tissus nerveux et musculaires). Il est fondé sur les travaux d'Illi, de Gillet, de Homewood et de Janse ; il tient compte des données de plusieurs disciplines : kinésiologie, pathologie, histologie et biochimie. 2. — Au-delà, le « syndrome de la subluxation vertébrale » (*vertebral subluxation syndrome*) englobe les signes et symptômes pouvant être provoqués par la subluxation (Gatterman, 2009 ; Rome, 2013). Ce modèle enrichit le seul terme subluxation et propose une terminologie nouvelle. Il a été complété en 2004 par le modèle bio-psychosocial.

Si la subluxation est associée à un déplacement vertébral, il est toujours infime. C'est pourquoi, selon certains, la question d'un déplacement vertébral pourrait être sans grand intérêt puisque, ce qui est essentiel, ce sont les effets neurologiques d'un dysfonctionnement articulaire.

Il y eut, dans les années 1990, la tendance d'abandonner la notion de subluxation dans les publications chiropratiques spécialisées. C'était aussi la tendance des radiologues de la profession en raison de l'impossibilité de la mettre en évidence par les méthodes courantes d'imagerie, cela en dépit de l'intérêt de nombreux chiropracteurs, depuis des décennies, pour la détermination des subluxations par l'analyse radiologique (Gatterman, 2009).

L'embarras à propos de la subluxation persiste. S'agit-il véritablement d'observations cliniques ou d'un simple thème de réflexion ? Bien des chiropracteurs demeurent attachés à cette notion, alors que d'autres la considèrent comme dépassée. Selon ceux-ci, l'existence de la subluxation n'est pas prouvée et elle n'a qu'un intérêt historique ; la maintenir au cœur de la théorie chiropratique serait une régression. Elle serait une croyance (*belief*), une création de l'imagination, une construction théorique (*theoretical construct*), ou encore une construction vitaliste (*vitalistic construct* ?) (Homola, 1995, 2010 ; Ebrall, 2016).

De telles controverses bousculent les principes chiropratiques des origines et suscitent des questionnements nouveaux. Quels critères guident les chiropracteurs dans leur théorie, dans leur examen et dans leur geste thérapeutique ?

Réflexions et hypothèses hors de la chiropraxie

La subluxation a été ridiculisée hors de la chiropraxie. Pourtant, bien d'autres professions s'y sont intéressées et s'y intéressent toujours. Tout au long du XXe siècle le dysfonctionnement articulaire a été amplement observé et commenté en médecine, que ce soit sous le terme de subluxation ou sous des termes proches. Voici des exemples qui prolongent ceux déjà évoqués pour les siècles passés.

Dès 1905, Goldthwait, chirurgien orthopédiste, observe que des perturbations biomécaniques peuvent affecter la circulation sanguine et l'innervation des organes, peut-être par le système nerveux sympathique. En 1918, Warbasse constate que des subluxations vertébrales peuvent survenir dans toutes les régions de la colonne vertébrale ; il les dénomme *common subluxations* ou *finer displacements*. Puis Edgar Cyriax observe que des symptômes provoqués par des déplacements mineurs des vertèbres, *minor displacements of vertebrae*, peuvent être soulagés par des manipulations. D'autres auteurs encore reconnaissent le dysfonctionnement articulaire vertébral. Citons, par exemple : Biedermann, Bourdillon, J. Cyriax, Dvorak, Junghanns, Kirkaldy-Willis, Lewit, Maigne, Mennell, Panjabi, Schmorl, White, Zukschwerdt, etc. (Weiant, 1975 ; Fournier, 1978 ; Rome, 2016).

La notion de subluxation est retenue par des organismes officiels aux États-Unis et par l'Organisation mondiale de la santé dans sa Classification internationale des maladies.

L'ajustement chiropratique

La subluxation chiropratique entraîne la mise en œuvre d'une pratique manuelle, l'ajustement vertébral ou chiropratique. La profession a retenu cette dénomination dès ses débuts pour désigner son geste thérapeutique essentiel, plutôt que le terme manipulation.

Manipulation ?

La pratique des manipulations articulaires dans un but thérapeutique est fort ancienne, que ce soit par des médecins renommés ou par des praticiens populaires. Pourtant, le recours à cette pratique dans la médecine scientifique ne date véritablement que du XIXe siècle, surtout en Grande-Bretagne.

Le terme manipulation est générique. Il s'agit de la réduction manuelle de fractures et de dislocations, de même que de la normalisation de dysfonctionnements articulaires, telle la subluxation chiropratique. Cette polysémie est source de confusion et de malentendus. Nous retrouvons le rôle de la terminologie.

En effet, le terme manipulation a été associé, et est toujours associé, à tant de méthodes de santé, à tant de professions différentes et à tant de manœuvres diverses que, pour le comprendre, il faut non seulement connaître la personne qui pratique les manipulations et sa formation académique, mais aussi les procédures utilisées. Cela a été souligné il y a plusieurs décennies déjà. C'est pourquoi il est ambigu d'utiliser ce même terme indifféremment, pour toute pratique manuelle, pour des professions différentes et même pour des « manipulateurs » non professionnels.

De plus, pour le public et pour bien des professionnels de santé, le terme peut évoquer des manœuvres brusques dont il conviendrait de se méfier. Toute réflexion à propos de manipulations articulaires conduit généralement à une impasse lorsque le terme n'est pas précisé avec soin. Sans compter la connotation péjorative de ce terme dans bien d'autres domaines...

L'ajustement chiropratique

En revanche, la dénomination ajustement, à laquelle D.D. Palmer était très attaché, retient les caractéristiques d'adaptation et d'harmonisation du geste chiropratique. Ce geste original est distinctif. Il est approprié au rétablissement d'une fonction articulaire optimale qui à son tour permet le retour à une fonction neurologique optimale.

Pour être un art — « Ajuster de manière spécifique est un art. » — l'ajustement requiert dextérité et expérience ; il doit aussi être spécifique, c'est-à-dire appliqué à un segment vertébral déterminé, selon des règles précises. Cela fonde la chiropraxie en tant que science appliquée. La pratique chiropratique ne consiste pas à « manipuler » un grand nombre d'articulations. D.D. Palmer insiste : « Pour être une science, la chiropraxie doit être spécifique. » (Palmer, 1914, p. 14).

Au fil des décennies la profession chiropratique a affiné les manœuvres d'ajustement ; elle les a codifiées. Les particularités en sont toujours étudiées dans le cadre de travaux de recherche. Il s'agit d'une impulsion contrôlée, de faible amplitude et adaptée à la biomécanique des articulations concernées. Cette impulsion est dénommée par les termes anglais *thrust* ou *recoil*, selon les caractéristiques des manœuvres et des articulations.

L'ajustement est guidé par des connaissances théoriques et cliniques ; il s'inscrit nécessairement dans un examen de la posture et du mouvement et il fait partie de la cohérence des procédures chiropratiques. Nous y reviendrons.

Étant un art d'habileté et de finesse, l'ajustement ne requiert pas de force physique, contrairement à ce que l'on imagine souvent. D.D. Palmer se gaussait des premiers chiropracteurs qui considéraient qu'une condition physique athlétique était requise pour bien pratiquer la chiropraxie, alors que des femmes à la stature frêle se montraient parfaitement compétentes et efficaces.

Pour toutes ces raisons, l'ajustement ne peut guère être inclus dans la catégorie générale des manipulations articulaires, sauf à considérer qu'il s'agit d'une forme tout à fait particulière de manipulation. On pourrait, à la rigueur, parler de manipulation chiropratique. Cependant, le terme manipulation est dorénavant si polysémique, si chargé de connotations menaçantes et source de tant de malentendus qu'il paraît approprié pour la profession chiropratique de conserver l'usage du terme ajustement qui lui est propre.

Pourtant, en France, le ministère du Travail, de l'emploi et de la santé a retenu le terme manipulation pour dénommer le geste chiropratique dans son décret du 7 janvier 2011. Il a été suivi en cela par l'Académie nationale de médecine qui a décrit en 2015 la « manipulation en chiropraxie » (Voir l'Annexe 2).

La pratique manuelle

Les chiropracteurs ont considéré d'emblée la pratique manuelle — *Hands On Patient Care* — comme fondamentale à leur méthode et à la qualité des soins. Ce que confirme le choix du terme *chiropractic*.

Grâce à l'agilité des doigts et des mains, qui prolongent l'attitude corporelle, la pratique manuelle est sélective. Elle est d'abord examen puis traitement. Dans le cadre de l'examen, la palpation manuelle est orientée selon les signes et les symptômes signalés par la personne malade ; elle peut aussi révéler des douleurs et des tensions anciennes ou inconnues. Savoir-faire codifié de longue date, elle contribue à la compréhension des troubles, par le praticien et par le malade. Celui-ci sait en percevoir la justesse ; il se sent alors reconnu et compris. Puis, c'est toujours la main qui met en œuvre le geste thérapeutique approprié, l'ajustement. Il ne s'agit ni de massage, ni de réflexothérapie ; il ne s'agit pas non plus de magnétisme, même si la chiropraxie se situe quelque peu dans le sillage de cette pratique.

Beaucoup a été écrit sur le toucher, à la fois geste et contact, compris différemment selon les époques et les cultures. Il fait partie de nombreuses méthodes de santé, ou bien il en est absent ou quasiment absent. Il peut être souhaité ou craint, que ce soit par le malade ou par le praticien. Le geste qui serait malvenu dans des circonstances ordinaires peut revêtir une importance majeure dans un cadre thérapeutique.

Selon les conceptions de l'Antiquité grecque le pouvoir de penser s'enracine dans la faculté tactile, ce qui lui confère un rôle majeur. Le toucher ne saurait être réduit à un contact strictement manuel. Il est lié à plusieurs sens ; il est langage. La sensation de sentir rencontre la sensation d'exister. Le poète ne dit-il pas que la main est l'incarnation de l'âme ? Le toucher n'est pas seulement un contact localisé, c'est le contact avec une autre personne. Il est essentiel à la survie. Le praticien touche au-delà de la peau ; il établit un contact avec le schéma corporel et participe de la relation de la personne avec son corps. Diagnostique et thérapeutique, le toucher a des retentissements physiologiques et psychologiques. Des messages somesthésiques sont associés à l'examen clinique et au traitement. Tout ce contexte peut contribuer à l'efficacité symbolique, à l'effet placebo.

Comprendre la pratique manuelle, le rôle de la main et du toucher, revient à se situer au carrefour des sciences humaines et de la physiologie. Des commentateurs ont d'ailleurs mis en parallèle la chiropraxie et des théories psychanalytiques, notamment celles de Wilhelm Reich et d'Alexander Lowen (*bioenergetics*). Ce n'est pas surprenant. Comme la chiropraxie, elles accordent une grande attention à la posture, à la fonction musculaire, au langage du corps et à la respiration, même si elles diffèrent quant à l'orientation thérapeutique. Nous avons vu dans *La force vitale* que ces théories et la chiropraxie ont de lointaines origines communes.

Le pouvoir de récupération de l'organisme

Il s'agit ici aussi d'un thème majeur de la chiropraxie. Ses principes fondamentaux reprennent en effet les thèmes du courant naturiste qui accorde une grande confiance à la nature, généralement considérée comme bienfaisante par principe. Ce courant, qui était très en vogue aux États-Unis au XIXe siècle, encourage à un style de vie de sobriété et le recours à des thérapies naturelles afin de respecter le pouvoir de récupération de l'organisme dans les cas où cela est possible.

Selon D.D. Palmer, la santé et le pouvoir de récupération de l'organisme sont soutenus par une « force vitale », une « intelligence innée et universelle ». Cette notion, essentielle dans sa démarche, représente une particularité du vivant qui est distincte de l'âme et des propriétés physico-chimiques de la matière vivante. Nous l'avons abordée dans *La force vitale*. Elle est ignorée par la biologie moderne.

Bien d'autres hypothèses existent à ce sujet. On a évoqué la constitution, le terrain, l'homéostasie, l'attitude mentale, les prédispositions individuelles, l'énergie, etc. Ce sont des notions souvent floues, polysémiques, où croyances, traditions et données objectives se conjuguent.

Si la démarche naturiste repose sur l'observation de la personne, au-delà de la prise en compte d'une pathologie, elle est différente de l'expectative. Elle propose aux malades des mesures thérapeutiques conservatrices, puis des recommandations pour éviter rechutes et chronicité. C'est le cas de la chiropraxie qui ne recourt pas à la prescription de médicaments et dont le traitement peut, selon la théorie de D.D. Palmer, permettre le plein épanouissement de la force vitale et l'harmonisation de la fonction neurologique.

Dans le champ d'application de leur méthode, qui n'intervient pas lorsque la vie humaine est en danger, les chiropracteurs constatent l'efficacité de leur traitement en même temps que le pouvoir de récupération de l'organisme. Ils sont très attachés à cette attitude thérapeutique chaque fois que d'autres formes de traitement ne sont pas d'une efficacité plus certaine et plus rapide. La chiropraxie représente ainsi une conception de la santé et du bien-être qui correspond aux aspirations actuelles pour le respect de l'équilibre de la personne dans son cadre naturel.

Une mise en perspective

Pourquoi s'intéresser à des principes et à des notions élaborés il y a une centaine d'années alors que la chiropraxie et toutes les méthodes de santé ont beaucoup évolué ? Le recul du temps ne dispense pas de se pencher sur les origines et sur l'histoire de la méthode et de la profession. Cette mise en perspective, avec la connaissance de la pensée de D.D. Palmer, révèle ce que la chiropraxie emprunte à des courants préexistants et ce qu'elle propose d'innovant ; elle permet aussi de réfléchir aux divers aspects de sa pratique (Gaucher-Peslherbe, 1985).

Revenons à la notion de subluxation qui est une illustration de ce propos. Même si les difficultés théoriques et méthodologiques qu'elle suscite embarrassent les chiropracteurs, il serait imprudent de la décrier ou de l'abandonner, ou bien de troquer le terme contre un autre car elle demeure essentielle pour la méthode. Meridel Gatterman souligne :

> « Il a été important pour la survie de la chiropraxie que ses pionniers ne laissent pas d'autres disciplines déterminer l'orientation de leur profession. Le terme subluxation a été essentiel à cet égard. » (Gatterman, 2009).

Aujourd'hui, le débat n'est pas clos. Il se poursuit activement au cœur de la profession et dans les établissements d'enseignement (Ebrall, 2016). La subluxation suscite par ailleurs — de longue date, nous venons de le voir — beaucoup d'intérêt et une sympathie active de la part de nombreuses professions qui l'ont adoptée et adaptée.

Depuis un siècle elles en diffusent les caractéristiques, donnant ainsi crédit aux thèses chiropratiques.

C'est ainsi que Peter Rome (2017) recense dans des publications spécialisées plus de cinq cents expressions qui désignent la même entité clinique ou des entités proches. Nombre de ces expressions émanent des professions médicales. Une telle abondance n'est pas nécessairement significative d'un point de vue scientifique mais elle confirme de fréquentes observations cliniques. Renoncer à ces observations sans des recherches approfondies ne serait pas une attitude scientifique et ne serait pas dans l'intérêt des personnes malades. Il convient au contraire d'en enrichir la compréhension.

Selon Peter Rome la terminologie « complexe de la subluxation vertébrale » et « syndrome de la subluxation vertébrale » serait la plus appropriée. Elle illustre en effet les caractéristiques de la subluxation et la démarche thérapeutique de la méthode. Une terminologie qui est pourtant contestée.

D.D. Palmer a défini un modèle à la fois composite et novateur. Il y aura, pendant un siècle, continuité entre le passé et le présent, fidélité aux origines en même temps qu'un parcours de maturation et d'adaptation. Le discours historique participe ainsi de l'identité de la méthode et de la profession. C'est l'un des propos des pages à venir.

Troisième partie

Une évolution dans la société

La légitimation de principes de santé n'est pas seulement liée à des considérations scientifiques. Elle dépend aussi d'interactions avec un contexte sociétal et institutionnel, également économique. C'est bien le cas de la chiropraxie. Dès ses débuts, il a fallu, simultanément, organiser une profession, structurer des établissements d'enseignement, acquérir des législations adaptées, tout en veillant à une reconnaissance sociale.

Un intérêt grandissant pour la chiropraxie

Aux États-Unis, à la fin du XIXe siècle, la pratique de la médecine et l'enseignement médical étaient fort peu structurés, à la différence de l'Europe. Les médecins, peu nombreux, étaient souvent mal formés, parfois autodidactes. Une faible réglementation laissait la place à de nombreuses pratiques empiriques. Par exemple, il n'y avait pas de législation pour la pratique médicale dans l'Iowa où vivait D.D. Palmer. Sa méthode est née dans ce contexte. Représentée par un petit groupe de praticiens, elle a été pourtant rapidement connue aux États-Unis, au Canada et sur d'autres continents.

Mais des périodes difficiles jalonnent son histoire. Des situations ont été périlleuses pour sa survie. Il y eut des élaborations diverses et des controverses, que ce soit entre

D.D. Palmer et ses premiers confrères (parmi lesquels figuraient des médecins et des chirurgiens) ou bien avec d'autres praticiens. Pendant longtemps il n'y pas eu de législation pour encadrer la méthode. Nous verrons qu'il y a eu des commentaires péjoratifs et des attitudes méprisantes. Il n'est pas aisé de poursuivre une pratique minoritaire et les chiropracteurs ont toujours été confrontés à la fragilité de leur situation.

C'est pourquoi le succès de la chiropraxie ne peut être expliqué que par la concordance entre ses principes, le contexte sociétal et les pratiques alors en vogue aux États-Unis (Martin, 1993 ; Jolliot, 2014). Les malades ont apprécié l'efficacité de la méthode et se sont familiarisés avec ses principes. Des interactions inévitables entre la médecine et la chiropraxie — associant attirance, méfiance et malentendus — ont fait connaître la méthode, ont favorisé des attitudes imitatives et, très progressivement, une compréhension mesurée de la part de membres du corps médical. Les pratiques manuelles n'étaient certes pas une nouveauté mais les professions médicales y ont eu recours de plus en plus fréquemment. D.D. Palmer écrit déjà en 1910 :

> « C'est [également] un plaisir pour moi de constater que la profession médicale s'approprie les idées chiropratiques et utilise ses méthodes, comme en témoignent ses livres et sa pratique. » (Palmer, 1910, p. 16).

Il poursuit :

> « Ceux qui sont déjà praticiens d'une méthode souhaitent ajouter la Chiropraxie à celle qu'ils utilisent déjà. » (Ibid., p. 488).

Puis, c'est surtout à partir des années 1970 que les personnes malades ont pris l'habitude de recourir à la chiropraxie.

À cette époque le vécu des personnes a été fortement marqué par l'accélération des changements techniques et économiques auxquels on ne pouvait guère échapper pour s'acquitter de ses obligations. Or les techniques subies au quotidien façonnent le corps et le blessent. Les malades ont alors porté une attention accrue à leur condition physique et leurs exigences se sont modifiées. Ils ont manifesté un intérêt croissant pour des pratiques de santé nouvelles qui se sont considérablement diversifiées, particulièrement dans le sillage du courant *new age*. Il y a ainsi évolution simultanée de la société et des pratiques de santé : la santé est requise pour le fonctionnement du système social, or la maladie crée un déséquilibre que la société a intérêt à combattre. Nous y reviendrons.

Dans ce contexte, la chiropraxie, toujours minoritaire, a été de mieux en mieux connue et appréciée. On a constaté qu'elle pouvait soulager, ou tout au moins alléger, maints syndromes douloureux et troubles fonctionnels.

Une construction pendant un siècle

Il y a toujours eu beaucoup d'enthousiasme, d'esprit pionnier et d'inventivité dans la profession chiropratique, ce dont témoignent les écrits et les initiatives de D.D. Palmer, de son fils B.J. et de leurs confrères pendant des décennies. Jusqu'à aujourd'hui. Il était essentiel pour eux d'organiser une profession autonome, tout en consolidant une méthode distincte.

Voici quelques étapes de ce qui est véritablement une construction pendant un siècle.

Aux États-Unis

Il y eut des associations professionnelles dès les années 1900. On estime qu'il y avait environ 500 chiropracteurs en 1906 et environ 5.000 en 1910.

Alors que les malades se tournaient de plus en plus volontiers vers la chiropraxie et que des médecins s'intéressaient à la méthode, il y eut — surtout des années 1960 aux années 1980 — une lutte idéologique intense et notoire de la part de la profession médicale, en partie en raison de la théorie chiropratique relative à la cause des maladies.

Il n'est donc pas surprenant que les chiropracteurs et la chiropraxie aient été connus dans une large mesure d'après les commentaires aigres de leurs détracteurs. On a lourdement reproché à D.D. Palmer, autodidacte, son manque de formation académique On considérait que la chiropraxie était fondée sur une « théorie confuse », sur des principes « pseudo-scientifiques », « simplistes ». Elle était même perçue comme un « culte non scientifique » (*unscientific cult*) par l'American Medical Association, la plus importante association de médecins aux États-Unis. Quant aux chiropracteurs, on estimait qu'ils avaient aussi un faible niveau de formation et qu'ils utilisaient des manœuvres risquées.

Ces commentaires, rebattus au fil des décennies, étaient parfois explicables par une méconnaissance de la méthode et de son évolution. On évitait de la jauger à l'aune de ses caractéristiques, de ses procédures de traitement et d'en apprécier l'efficacité. On se fiait davantage à des idées reçues, à des jugements hâtifs et à des représentations. Ils se sont installés durablement. Ces circonstances ont certainement marqué la pratique de la chiropraxie et le développement de la profession.

C'est pourtant dans les années 1960 et 1970 que la chiropraxie est acceptée — progressivement — dans le système de santé, alors que se poursuit le processus de reconnaissance officielle par les États américains. Dans les années 1980 elle sort de son isolement. Des chiropracteurs sont formés pour les travaux de recherche ; l'attitude du corps médical évolue favorablement.

Dans le monde

La chiropraxie a été rapidement connue dans toutes les régions du monde puis elle a poursuivi un développement international.

Des Européens ont étudié la chiropraxie aux États-Unis dès les années 1900, et peut-être pratiqué en Europe dès 1908. On peut affirmer avec certitude que des chiropracteurs pratiquent en Europe à partir des années 1920. Des organisations professionnelles sont créées. L'Union des chiropracteurs européens, European Chiropractors' Union (ECU), créée en 1932, a pour objectif de favoriser l'enseignement et les travaux de recherche, également d'assurer une représentation auprès des institutions politiques. Des organismes similaires sont créés dans d'autres régions du monde.

La Fédération internationale de Chiropratique du Sport, International Federation of Sports Chiropractic (FICS), créée en 1987, est affiliée à plusieurs organisations sportives internationales afin que les athlètes aient accès à des traitements chiropratiques spécialisés. La Fédération mondiale de chiropraxie, World Federation of Chiropractic (WFC), créée en 1988, représente aujourd'hui les organisations professionnelles de 81 pays. Elle a pour objectif d'encourager des critères exigeants dans l'enseignement et la pratique de la chiropraxie, également de favoriser des travaux de recherche et des législations adaptées. L'OMS lui a reconnu en 1997 le statut officiel d'organisation non gouvernementale affiliée.

Au XXIe siècle

La méthode chiropratique est plus que centenaire et elle est de mieux en mieux comprise ; elle acquiert une stature scientifique. Quant à la profession, elle n'est plus isolée et fait preuve d'une grande maturité. De nombreux pays ont adopté et adoptent un statut officiel pour la méthode et pour la profession. Répartis dans toutes les régions du monde plus de 100.000 chiropracteurs sont praticiens de premier contact, prescripteurs de leurs actes, et constituent une profession autonome. C'était le souhait du fondateur.

Les établissements d'enseignement développent leurs activités. De plus en plus de chiropracteurs sont formés pour les travaux de recherche et sont présents dans des centres de soins pluridisciplinaires et en milieu hospitalier. Finalement, en 2014, après des décennies d'hostilité, le périodique *JAMA, The Journal of the American Medical Association*, informait ses lecteurs que les traitements chiropratiques pouvaient être bénéfiques dans les cas de douleurs d'origine vertébrale.

Vers un statut officiel

Pour arriver à cette situation au début du XXIe siècle l'évolution a été très diverse selon les pays. C'est généralement devant la faveur grandissante des usagers et la détermination des chiropracteurs que les pouvoirs publics ont été conduits, peu à peu, à considérer les aspects théoriques de la méthode puis à envisager la réglementation de sa pratique.

Aux États-Unis, les chiropracteurs firent très tôt des efforts considérables pour aboutir à une reconnaissance officielle dans chacun des États : tout d'abord le Kansas en 1913 et finalement la Louisiane en 1974. En Europe, c'est en 1937, en Suisse, dans le Canton de Lucerne, qu'un statut officiel fut défini pour la première fois.

Des enquêtes officielles

Des années 1960 aux années 1980 des enquêtes minutieuses sur la chiropraxie ont été menées dans plusieurs États confrontés à la question de son statut et de sa pratique : Canada, 1965 ; Danemark, 1970 ; Nouvelle-Zélande, 1979 ; Australie, 1984 ; Suède, 1987. Ces enquêtes ont présenté la chiropraxie comme une méthode scientifique et une forme de traitement d'intérêt majeur. Elles ont souligné que la formation à plein temps des praticiens les qualifiait pour la prescription de leurs actes.

Ces conclusions étaient marquantes. Elles ont permis de situer correctement la chiropraxie dans ses caractéristiques et de définir son rôle potentiel dans les systèmes de santé. Elles ont favorisé en outre la mise en place de législations spécifiques pour la reconnaissance officielle de la méthode et d'une profession nouvelle, ainsi que pour la création d'établissements d'enseignement et de leurs organismes de contrôle (Voir la section suivante).

En France

Les qualificatifs retenus à l'envi contre la chiropraxie étaient comparables à ceux en usage aux États-Unis. Elle avait un « caractère anti-scientifique » et elle était une « agression à la santé publique ». Le terme chiropraxie évoquait le reboutage ; les chiropracteurs étaient les « rebouteux modernes ». Des qualificatifs parfois encore en usage aujourd'hui.

Mais des circonstances multiples — légales et sociétales, nationales, européennes et internationales — ont dans le temps long été favorables à la chiropraxie et aux chiropracteurs. Ceux-ci se sont efforcés d'obtenir une reconnaissance officielle, surtout à partir des années 1950. Des tentatives de réglementation sont apparues dans le cadre de débats parlementaires et sous forme de propositions de lois. L'association professionnelle des chiropracteurs français — Association nationale française de chiropratique (ANFC), puis Association française de chiropraxie (AFC) — s'est efforcée, durant des décennies, d'assurer des initiatives auprès des instances législatives, des autorités sanitaires et des organismes d'assurances afin d'élaborer des dispositions réglementaires appropriées pour la méthode et pour la profession (Jolliot, 2007).

C'est à partir des années 1980, notamment en raison de la faveur des usagers, que des études officielles ont abordé la question de la chiropraxie dans le cadre des « médecines différentes », selon la terminologie retenue alors. On constate l'embarras des responsables devant les thèmes à évaluer : la nature des principes chiropratiques ; la sécurité et l'efficacité des traitements ; la formation des chiropracteurs et leur légitimité à poser un diagnostic. Il convenait aussi de situer la méthode dans le système de santé. S'agissait-il de rééducation fonctionnelle, de vertébrothérapie, de thérapie manuelle, de médecine physique ou de médecine manuelle ? Fallait-il modifier le Code de la santé publique et créer une nouvelle profession de thérapeutes manuels non médecins ? Fallait-il organiser un enseignement de la chiropraxie séparé de l'enseignement médical ?

Les circonstances étaient également européennes. Ici se manifeste le rôle de European Chiropractors' Union dans la représentation des intérêts de la profession auprès des institutions européennes. Dans les années 1990, le Parlement européen, ainsi que l'Assemblée parlementaire du Conseil de l'Europe, ont examiné la question de la réglementation des méthodes de soins qui se situaient hors de la médecine. C’est en 1997 que le Parlement européen s’est prononcé en faveur d’une réglementation des « médecines non conventionnelles », selon la terminologie retenue. Il convenait de procéder à des études approfondies et de mettre en place des formations de haut niveau (Voir la Bibliographie).

Les recommandations de ces institutions ont créé des circonstances encourageantes pour la définition d’une réglementation de la chiropraxie par le législateur français. L’organisation élaborée de la profession et la qualité de ses établissements d’enseignement étaient des traits marquants, tout comme le statut de praticiens de premier contact, prescripteurs de leurs actes, dans des pays européens voisins et dans des pays hors d’Europe.

C’est en 2002 qu’une loi — Loi Droits des malades et qualité du système de santé — prévoit une réglementation relative à la chiropraxie. Cette réglementation est définie en 2011 par un décret du ministère du Travail, de l’emploi et de la santé (Voir la Bibliographie, les Annexes 2 et 3). Puis, en 2012, les chiropracteurs sont enregistrés auprès des Agences régionales de santé (ARS) et leur titre est protégé.

Aujourd’hui

Ces étapes multiples mettent fin à des décennies de tolérance relative ou bien de rude intolérance, selon les moments. Elles sont étroitement associées à celles abordées ci-après qui jalonnent l’élaboration d’un enseignement complet et la poursuite de travaux de recherche.

La chiropraxie n’est plus seulement reconnue grâce à l’appréciation des usagers, au bouche à oreille ou bien aux échos médiatiques. Elle est dorénavant intégrée dans les systèmes de santé.

Transmission, enseignement

L'enseignement est un domaine essentiel pour l'affirmation de la chiropraxie dans toutes ses composantes. Il débute en 1897 à Davenport, à la Palmer School and Cure. Ce programme était bref, ce qui ne saurait surprendre. Nous sommes à la fin du XIXe siècle. Puis il s'est considérablement développé, en même temps que s'affirmaient la profession chiropratique et d'autres méthodes de santé.

De nombreuses exigences se manifestent dans l'enseignement de la chiropraxie. Il s'agit tout d'abord d'assurer un ancrage dans la théorie, c'est-à-dire l'accent mis sur le rôle la colonne vertébrale, au carrefour de l'appareil locomoteur et de l'appareil nerveux. Cet axe majeur implique de suivre l'évolution des sciences fondamentales et cliniques (anatomie, biologie, physiologie, biomécanique articulaire, neurologie, imagerie médicale, etc.).

D'autres disciplines encore sont requises pour que les futurs praticiens acquièrent la dextérité manuelle nécessaire au geste chiropratique et — ce qui est également important — une grande sûreté dans la compréhension des cas qu'ils auront à rencontrer afin de s'assurer du bien-fondé de leur traitement. Il convient enfin de développer l'observation critique des données cliniques et de définir des règles assez générales pour asseoir la théorie, structurer la méthode et en préciser le champ d'application.

Aux États-Unis

D.D. Palmer encourageait ses premiers diplômés non seulement à pratiquer la méthode mais aussi à l'enseigner. Il insistait sur l'importance de la préserver et de la faire connaître comme différente et séparée des autres méthodes de santé. Des établissements d'enseignement ont été créés rapidement aux États-Unis et au Canada, souvent fondés sur une orientation particulière ou autour d'une personnalité de la profession, notamment D.D. Palmer lui-même. Certains établissements ont disparu ou ont fusionné ; beaucoup se sont bien développés et sont toujours en activité.

Les exigences d'un enseignement adéquat ont suscité, à partir des années 1910, une extension considérable de la durée des programmes, une élaboration des critères académiques, notamment un renforcement de l'enseignement des sciences fondamentales. Puis, à partir des années 1930, un processus a été engagé pour l'obtention d'un agrément officiel (*accreditation*) de l'enseignement de la chiropraxie (Keating, 1998). Ce processus a abouti à la création du Council on Chiropractic Education (CCE) qui a été reconnu en 1974 par les autorités fédérales américaines. Cet organisme définit et met à jour des critères d'enseignement ; il contrôle également les établissements et leur délivre les agréments requis pour la poursuite de leurs activités.

C'est en 1963 qu'a été créé le National Board of Chiropractic Examiners (NBCE) dans le but de contrôler et de coordonner la formation des diplômés en chiropraxie. Le diplôme délivré par cet organisme est requis pour pratiquer aux États-Unis. Il est aussi reconnu internationalement.

Cette évolution a été suivie avec attention hors des États-Unis.

En Europe

Les chiropracteurs européens ont également manifesté leur forte détermination de créer un enseignement. C'est au Royaume-Uni qu'a été créé en 1965 le premier établissement européen, Anglo-European College of Chiropractic (AECC). En France, l'Institut français de chiropratique (IFC) a été créé en 1984 (Gruny, 2007). Il est aujourd'hui dénommé Institut franco-européen de chiropraxie (IFEC) et jouit depuis 2013 de l'agrément du ministère des Affaires sociales et de la santé pour dispenser une formation en chiropraxie. Plusieurs autres enseignements se sont développés dans les pays européens.

Dans le monde

L'Organisation mondiale de la santé, dans son rapport de 2005 relatif à la chiropraxie, souligne qu'un enseignement officiel à plein temps et de niveau universitaire est indispensable pour que les chiropracteurs puissent décider personnellement du traitement approprié à chaque cas et pour éviter une pratique sauvage par des personnes non qualifiées (Voir l'Annexe 5).

La qualité de la formation des chiropracteurs est un gage de sécurité pour leurs patients et il incombe aux établissements d'enseignement de faire connaître la méthode par une réputation d'excellence. Ils sont à ce jour environ 46 dans le monde et la profession leur est très attachée. Certains ont une expérience centenaire ; nombre d'entre eux ont acquis le statut d'université. L'enseignement officiel de la chiropraxie s'est développé parallèlement à celui des autres méthodes de santé. Il est soumis aux mêmes normes et aux mêmes contrôles que les autres enseignements universitaires, que ce soit internationalement ou dans chacun des pays où il est dispensé. Parmi les organismes de contrôle citons le European Council on Chiropractic Education (ECCE), créé en 1986, et les Councils on Chiropractic Education International (CCEI) créés en 2001.

La transmission de la méthode s'est bien affirmée. L'historien R.W. Gibbons souligne combien la profession a su mettre en œuvre des exigences académiques fortes pour être officiellement acceptée, c'est-à-dire pour garantir la spécificité de sa méthode et pour justifier le statut qui est aujourd'hui le sien.

« Celle-ci [la chiropraxie] peut se considérer comme la seule profession libérale américaine, sans aucune exception, qui se soit littéralement élevée d'une expérience pédagogique limitée et isolée à un niveau académique qui lui a gagné d'être reconnue par les instances accréditives les plus sévères de l'Amérique du Nord, et cela sans aucune directive ni aucun financement gouvernemental. » (R.W. Gibbons, 1980, Traduit et cité par Gaucher-Peslherbe, 1985, p. 131).

Cette constatation demeure d'actualité, dans toutes les régions du monde.

Renouvellement, recherche

Les chiropracteurs sont demeurés très attachés à l'exigence de D.D. Palmer qui tenait à ce que la chiropraxie soit une méthode scientifique. Ils se sont toujours interrogés ; ils ont toujours cherché à confirmer et à renouveler leurs connaissances et leur expérience, notamment dans le cadre des sciences cliniques et des procédures chiropratiques que nous aborderons dans la cinquième partie. Leur goût pour les innovations techniques et leurs applications ne s'est jamais démenti non plus.

Innovations techniques

Nous avons souligné dans *La force vitale* l'enthousiasme de la jeune profession pour la radiologie naissante. Dès 1910 B.J. Palmer a utilisé les radiographies pour identifier les subluxations vertébrales. C'est probablement en 1918 que furent mises au point, au Universal Chiropractic College, les techniques nécessaires à la radiographie de colonne vertébrale entière en téléradiographie. À partir des années 1920 une analyse radiographique (*spinography*) devait permettre d'étudier la posture et de détecter les subluxations en complément de la palpation manuelle.

Aujourd'hui, les chiropracteurs conservent cet enthousiasme pour l'imagerie médicale dans leur domaine.

Des instrumentations ont été conçues pour détecter les subluxations. Citons notamment le neurocalomètre (*neurocalometer*) développé en 1924 par Dossa Evins, ingénieur en électricité devenu étudiant en chiropraxie. Il s'agissait d'un couple thermoélectrique permettant de mesurer les variations de la température cutanée paravertébrale et de déterminer la présence de subluxations. Nous retrouvons l'importance donnée à la température cutanée. Il y eut par la suite d'autres appareils pour détecter les perturbations articulaires et neurologiques, toujours en complément de la palpation manuelle. Aujourd'hui, la détection des subluxations demeure un thème d'actualité.

Des instrumentations ont également été mises au point pour la pratique de l'ajustement, pour le rendre précis et contrôlable. Citons des équipements pour positionner le patient de manière appropriée et confortable, notamment l'innovation en 1908 par B.J. Palmer d'une table de traitement inclinable (Hylo). Citons également les équipements adaptés aux manœuvres d'ajustement selon les différentes régions vertébrales, pour le traitement de la hernie discale, pour les manœuvres de repositionnement statique, etc. Ces équipements sont dorénavant bien connus.

Ces innovations devaient assurer la sûreté et l'efficacité des ajustements. Elles devaient aussi contribuer à confirmer la théorie chiropratique grâce à l'établissement de régularités dans les procédures. Les efforts dans ce sens ont été poursuivis afin de constituer la méthode en une science appliquée, c'est-à-dire en une pratique raisonnée bien différente d'une pratique empirique.

Les ambiguïtés de la recherche

Même si les chiropracteurs ont manifesté très tôt de nombreux questionnements et le goût de l'innovation, le développement de la recherche proprement dite a été lent en raison de la fragilité de leur situation et d'un contexte, il y a une centaine d'années, où la validation scientifique des pratiques de santé n'était pas encore bien assurée. D'autres raisons résident dans la nature même du modèle de la chiropraxie.

Ce modèle composite comprend des présupposés métaphysiques, ce qui impose une réflexion. Peut-on continuer de l'accepter tel quel ou faut-il le revisiter en fonction de circonstances nouvelles créées par des travaux de recherche ? Il est en effet difficile de tenir compte de présupposés métaphysiques dans une démarche scientifique. Les théories scientifiques sont contingentes ; elles impliquent questionnements et remises en cause. Elles peuvent être réfutées, alors que des présupposés métaphysiques sont considérés comme intangibles par ceux qui y adhèrent. Les deux domaines ne tiennent pas le même langage.

D'ailleurs, la distinction de D.D. Palmer entre science et philosophie n'est pas claire. Cette philosophie a été contestée dès les débuts ; selon certains, elle ne serait pas utile. L'« intelligence » telle qu'il la conçoit est une notion floue qui ne peut être testée (Wardwell, 1992).

Paradoxalement, les chiropracteurs, qui présentent la chiropraxie comme différente de la médecine, se sont référés au discours médical — qui semble être la caution d'une démarche scientifique — pour aborder la recherche. Ce que Pierre-Louis Gaucher-Peslherbe commente :

> « À ce jour, la plupart des tentatives pour expliquer la chiropractique ont été fondées sur l'espoir d'utiliser la médecine — à travers certains de ses courants — pour justifier une pratique qui n'en relevait pas. Le procédé est utile pour

éliminer des critiques […]. Mais s'en contenter, c'est aussi se condamner à méconnaître les filiations qui l'ont rendue possible. » (Gaucher-Peslherbe, 1985, p. 14).

Se limiter au modèle médical reviendrait à se couper des thèmes et des courants de pensée qui ont constitué la chiropraxie. Pourtant, en tant que science appliquée, celle-ci se doit d'organiser le savoir, les théories et leurs applications dans l'intérêt des patients (Keating, 1993). Mais comment recourir aux méthodes expérimentales dans le cas d'une science appliquée assortie de présupposés métaphysiques ? Des contraintes sont ainsi suscitées par l'objet d'étude et par les méthodes d'analyse auxquelles on prétend le soumettre.

C'est l'ambiguïté créée par un modèle composite. Il existe au sein de la profession une tendance forte à se référer à la biomédecine et à son modèle de recherche, mais la tendance demeure aussi de retenir le modèle de D.D. Palmer auquel nombre de chiropracteurs sont très attachés.

Tout en insistant sur l'importance des sciences fondamentales et cliniques, ces derniers soulignent le rôle de la force vitale, l'« intelligence innée et universelle ». Cette notion, formulée de diverses manières, permet de souligner les particularités de la chiropraxie tout en suivant des thèmes à la mode. Nous y reviendrons.

Certains chiropracteurs voient dans les principes chiropratiques une forme de compréhension de l'homéostasie, ou bien fondent la méthode sur le rôle essentiel de la fonction neurologique, ou bien encore insistent sur la notion de subluxation. D'autres considèrent la chiropraxie comme une méthode vitaliste, alors que d'autres encore reprochent à la notion de subluxation d'être une construction vitaliste qu'il faudrait écarter.

La référence au vitalisme incite à la prudence (Jolliot, 2005). Le vitalisme, ce courant médical fort divers, se situe au carrefour de plusieurs courants scientifiques. Il s'est prolongé sur deux siècles, à partir du XVIIIe siècle, et il faut l'aborder dans une perspective historique. Il s'agit d'une remise en cause du mécanisme et non pas d'une métaphysique de la vie. Il constitue une complexe et riche réflexion sur le vivant, la maladie, le malade et son milieu ; on ne peut le définir par la seule référence à un principe vital (Rey, 2000).

D.D. Palmer ne se réfère pas au vitalisme — L'a-t-il connu ? — et situe sa méthode dans le sillage d'autres traditions (Jolliot, 2006, 2014). Différente des autres méthodes, la chiropraxie présente des traits bien caractéristiques et elle défie les classifications précises. C'est une de ses originalités.

Toutes ces tendances, tous ces courants se côtoient et s'influencent ; ils ont des incidences sur les orientations et la mise en œuvre des travaux de recherche. Une définition précise des principes et des notions utilisés est pourtant nécessaire afin de ne pas risquer d'associer des domaines fort divers, voire contradictoires.

L'affirmation de la recherche

Ces circonstances ont pu ralentir mais n'ont pas fondamentalement entravé la progression de la chiropraxie. En effet, si l'on admet que des perturbations de la fonction articulaire ont des effets nocifs sur la santé, il convient de les étudier. Très tôt, des chercheurs innovants se sont manifestés. Nous avons cité Fred W.H. Illi, Henri Gillet, Maurice Liekens, A. Earl Homewood et Joseph Janse. D'autres les ont accompagnés et les ont suivis.

La volonté de la profession de poursuivre des activités de recherche s'est clairement manifestée en 1944 par la création aux États-Unis de Foundation for Chiropractic Education and Research (FCER). L'objectif en était de favoriser l'enseignement post-universitaire et les travaux de recherche. Puis c'est surtout à partir des années 1970, lorsque le statut de la profession s'est affirmé, que ces travaux, y compris des études sociologiques et historiques, ont pris leur essor. Ils se sont multipliés depuis et des organismes consacrés à la formation post-universitaire ont été créés dans toutes les régions du monde.

Quant à la méthodologie, elle s'est éloignée des ambiguïtés que nous avons signalées et elle retient surtout celle qui s'est développée en médecine au cours du XXe siècle. Elle doit tenir compte de la durée de vie des théories, des difficultés suscitées par l'étude d'une pratique manuelle et par l'association de données qualitatives et quantitatives. Les déductions à partir des sciences fondamentales, l'élaboration d'hypothèses au sein de la profession et le recensement de cas cliniques sont des points de départ. Puis les travaux consistent en des études randomisées et dans l'approche statistique des méta-analyses.

Toute entreprise de recherche implique de sélectionner des orientations. Certaines s'imposent d'emblée, telles que la biomécanique articulaire ; les effets biomécaniques et neurologiques des ajustements ; les effets neurologiques et psychologiques de la douleur chronique ; les syndromes relevant de la pratique chiropratique ; l'efficacité du traitement chiropratique par rapport à d'autres traitements ; l'effet placebo ; les déterminants sociétaux et culturels du recours à la chiropraxie ; la relation thérapeutique ; etc. Lorsque les traitements sont pris en charge par des organismes d'assurance il est possible d'aborder de manière comparative le rôle de la chiropraxie dans les systèmes de santé, notamment son coût et son efficacité. Les travaux de recherche conduisent bien entendu à des questionnements renouvelés.

La recherche prend une grande importance dans les établissements d'enseignement — C'est une de leurs obligations. — en collaboration avec des universités et dans le cadre d'équipes pluridisciplinaires. Elle sera appréciée dans le temps long. Tout comme les innovations techniques elle devrait constituer la méthode en une science appliquée. La chiropraxie serait la première méthode de santé, hors de la biomédecine, à avoir mené autant de travaux de recherche. Ceux-ci sont publiés dans des périodiques indexés à comité de lecture (Voir l'Annexe 6). Ils ont une incidence sur les recommandations de bonnes pratiques.

Des thérapies complémentaires...

La chiropraxie s'affirmait dans le contexte des changements de style de vie des années 1970 en même temps que se développait une culture de la santé hors de la biomédecine, selon des pratiques nouvelles ou qui paraissaient telles. Ce phénomène de grande ampleur n'était pas inédit. En effet, les pratiques de santé n'ont jamais été le domaine exclusif de la médecine.

Au cours des siècles, maintes pratiques se sont maintenues parce que les soins médicaux n'étaient pas facilement disponibles, ou n'étaient pas accessibles aux plus démunis, ou bien encore ne pouvaient soulager les malades à leur entière satisfaction. De nos jours, comme par le passé, le pluralisme dans l'art de soigner est la règle plutôt que l'exception. Cette situation se perpétuera. Tout en appréciant l'évolution de la biomédecine, les personnes malades se tournent volontiers vers d'autres pratiques pour compléter les traitements médicaux. Ces pratiques sont dorénavant bien intégrées dans les habitudes des usagers, et aussi des praticiens. Ce que Pierre Erny commente :

> « Les malades, il est vrai, se sont toujours donné la liberté de jouer sur plusieurs claviers thérapeutiques à la fois. La nouveauté, en ces dernières décennies, est que le corps médical lui-même revendique massivement un plus grand droit à la diversité. » (Erny, 2001, p. 89).

Ces pratiques sont fort diverses. Certaines sont érudites, d'autres populaires ; beaucoup sont des modalités contemporaines de thèmes anciens. Venues du monde entier, généralement caractérisées par le syncrétisme et l'éclectisme, elles annoncent des références séduisantes (traditions, ésotérisme, exotisme, naturisme, religiosité variée, énergies diverses) et, tout comme la biomédecine, des références aux techniques les plus récentes. Dans leur adaptation à un public contemporain elles proposent la valorisation de soi et la performance, le bien-être et la résistance de l'organisme ; elles savent également proposer une compréhension symbolique de la personne dans la santé et dans la maladie qui s'adresse à l'affectivité. Selon Jean-Jacques Wunenberger, ces pratiques, par leurs caractéristiques de rationalité et d'imaginaire, nous renseignent simultanément sur la biomédecine :

> « […] par leur contenu et par leur stratégie, elles servent aussi de miroir révélant le syncrétisme caché de la médecine officielle. » (Wunenberger, 2006, p. 14).

Nous avons vu que certaines de ces pratiques ont été étudiées officiellement au cours des dernières décennies. Pour les identifier des dénominations nombreuses ont été utilisées par les médias, les usagers, puis relayées par les praticiens, telles que médecines complémentaires, différentes, douces, holistiques, naturelles, non conventionnelles, parallèles, traditionnelles. En France, l'Académie nationale de médecine considère qu'il ne s'agit pas de médecines au sens strict du terme et elle recommande la dénomination de thérapies.

Il existe encore la curieuse dénomination de thérapies alternatives. Le terme français « alternatif, alternative » signifie « succession régulière » (comme la marée ou le courant électrique) ou aussi « deux assertions dont une seule est vraie » ; il correspond à l'anglais *alternate* (« alterné, alternant »). La dénomination de thérapies alternatives est une traduction hâtive de l'anglais *alternative medicine* (*alternative*, « qui permet un choix entre deux ou plusieurs objets »). Alors, que dit-on en parlant en français de thérapies alternatives ? Considérant les habitudes de nos contemporains, il s'agit bien d'allées et venues, de succession, mais entre thérapies parmi lesquelles on peut choisir. Cette nouvelle signification est révélatrice ; elle s'est imposée à partir de l'anglais et du français.

Dans les pays de langue anglaise, ces pratiques (avec la chiropraxie) sont dénommées de manière synthétique *complementary and alternative medicines* (CAM). Leur association aux pratiques médicales est dénommée *integrative medicine*.

Quelles que soient les dénominations, même imprécises, ces pratiques attirent. La marginalité de beaucoup d'entre elles contribue sans doute à leur popularité car cette situation permet aux usagers des choix et des essais thérapeutiques relativement autonomes. Devenus consommateurs, les patients peuvent suivre leurs inclinations et leur subjectivité. Il faut pourtant considérer chacune de ces thérapies isolément pour connaître leurs caractéristiques, la formation des praticiens, leur place dans les systèmes de santé et pour déterminer les catégories de patients auxquelles elles peuvent s'adresser.

La chiropraxie s'est trouvée inévitablement associée à cette vogue et à ces thérapies, que ce soit dans les préoccupations des malades, dans les médias ou dans les études académiques à ce sujet. Mais devait-elle, pouvait-elle, être considérée comme faisant partie du groupe mal défini des thérapies complémentaires ? Les chiropracteurs pouvaient certes reconnaître des références communes à toutes ces thérapies, notamment l'attention au naturisme et au pouvoir de récupération de l'organisme ; il s'agissait cependant de pratiques fort hétérogènes dans leurs présupposés théoriques et dans leurs exigences académiques.

Cette situation a probablement entretenu — pendant des décennies — des idées confuses quant à l'identité de la chiropraxie en tant que méthode, à son rôle potentiel dans les systèmes de santé, et quant à la formation de ses praticiens. Dorénavant, ses caractéristiques, son rôle et celui des chiropracteurs se manifestent avec précision grâce à des législations appropriées. En France, la chiropraxie est qualifiée de « méthode thérapeutique » par l'Académie nationale de médecine (Voir l'Annexe 2).

En dépit de circonstances souvent adverses la chiropraxie, science appliquée, s'est bien développée dans tous les pays où elle s'est fait connaître. Elle s'est structurée en tant que méthode de santé naturelle et elle s'est construite en tant que profession organisée et autonome, dans des traditions culturelles, sociétales et juridiques différentes.

Une identité s'est tissée. Les chiropracteurs ont su affiner les principes de leur méthode tout en s'associant à la progression des sciences cliniques et des techniques. Il serait donc réducteur de juger de manière impérative la chiropraxie d'aujourd'hui à l'aune de la chiropraxie dans ses débuts, d'ailleurs souvent mal connus et mal compris. Toute méthode de santé a une histoire.

La méthode et la profession demeurent dans une évolution dynamique. Des inflexions sont liées à l'évolution générale des pratiques de santé, aux exigences de l'enseignement et des activités de recherche, ainsi qu'aux changements sociétaux et juridiques. Des éléments sont en transformation rapide, d'autres changent peu ou lentement. Il y a à la fois fidélité aux origines, innovation et adaptation. La tradition vit dans le temps en se renouvelant. Ce sera le propos de la quatrième partie.

Quatrième partie

La pratique de la chiropraxie

L'évocation d'un siècle d'évolution de la méthode et de la profession conduit à préciser plusieurs thèmes à propos de leur statut, de leur pratique et de leur rôle dans la société.

Les implications d'un statut officiel

Dans leur grande majorité les chiropracteurs ont recherché d'emblée un statut officiel pour leur méthode et pour leur profession, plutôt que de demeurer dans une marginalité plus ou moins tolérée. Un statut officiel était pour eux l'aboutissement normal de la construction de leur profession, de la pratique raisonnée de leur méthode et de l'organisation d'un enseignement de haut niveau. Nous avons suivi les étapes majeures de leurs efforts qui ont été couronnés de succès. Progressivement.

Cependant, des questions ont été fréquemment soulevées dans les milieux médicaux ou juridiques et par certains chiropracteurs. Pourquoi rechercher la légalisation de la méthode chiropratique ? Pourquoi souhaiter un statut officiel et autonome pour les chiropracteurs ? Voici des arguments.

Il s'agit fondamentalement de définir et de confirmer l'identité de la chiropraxie, pour le législateur et pour la société, loin des représentations erronées. Ce sont des circonstances interdépendantes qui constituent et garantissent l'identité d'une méthode à part entière et d'une profession autonome. 1. — Une méthode ayant des fondements théoriques, une conception de la santé et de la maladie, une démarche thérapeutique raisonnée et un champ d'application déterminé. 2. — La formation des chiropracteurs de niveau universitaire selon des normes officielles. 3. — Une profession organisée, représentative de ses membres, responsable de son organisation et d'un code d'éthique dans un cadre juridique précis. 4. — La volonté de la profession de participer à un système de santé par la pratique de la méthode dont elle est garante.

Cette identité bien précisée facilite les relations entre les chiropracteurs et les autres praticiens ; elle assure la protection des malades dans leur choix d'une méthode reconnue et d'un praticien ayant suivi une formation officielle et dont le titre est protégé. C'est ce qui permet l'établissement d'une relation de confiance.

De ce fait, la profession chiropratique se conforme aux grandes règles qui s'imposent aux méthodes de santé : elle participe à l'évolution des sciences cliniques ; elle suit en outre l'évolution des sociétés qui souhaitent mettre leurs membres en état de résister à la maladie et elle est largement façonnée par cette évolution.

De bonnes pratiques

Pour toutes ces raisons, la profession chiropratique a adopté dans les années 1990 le modèle d'une pratique factuelle, c'est-à-dire fondée sur des preuves (*evidence-based practice, EBP*). Ce principe ancien, véritablement formulé au XIXe siècle, est délicat à mettre en pratique. Il conjugue trois perspectives.

Il s'agit tout d'abord de privilégier l'application des données les plus récentes dans le domaine des sciences cliniques : données relatives aux examens diagnostiques, ainsi qu'à l'efficacité et à l'innocuité des procédures de traitement. Cette démarche doit cependant être modulée car elle pourrait entraver l'innovation et l'adaptation aux cas particuliers. Enfin, les droits et préférences des patients sollicitent de la part du praticien une attitude de respect et d'empathie. Ces trois perspectives ont des incidences sur la formation des praticiens et sur le champ d'application de la méthode.

Cela conduit au modèle bio-psychosocial auquel la profession chiropratique est également attachée (Jolliot, 2014). Ce modèle, dont la dénomination est sans équivoque, associe la complexité des sciences cliniques à celle des sciences humaines. Il institue des relations plutôt que des causalités entre des facteurs multiples, entre la vie vécue et la vie physiologique.

Les troubles qui peuvent être liés à des dysfonctionnements articulaires vertébraux sont variés, ce qui amène à les considérer comme multifactoriels plutôt que le seul effet de ces dysfonctionnements, particulièrement en cas de chronicité. Ainsi, des décisions thérapeutiques peuvent requérir la connaissance des circonstances de vie des personnes malades, avec leur participation. C'est pourquoi les chiropracteurs se doivent d'être attentifs aux divers aspects des troubles, plus ou moins objectifs ou subjectifs, de même qu'au vécu des patients dans leur environnement. Il n'y a pas que les pratiques de santé dans la santé.

Ces modèles permettent d'accueillir les patients et d'aborder leur cas de manière aussi adaptée que possible, même s'il peut être difficile de les mettre en œuvre en raison de la multiplicité des facteurs à considérer. Il convient en outre de les situer dans le cadre des dispositions réglementaires et des habitudes culturelles de chaque pays. Les caractéristiques de la santé et de la maladie varient selon le regard que l'on porte sur elles. De même, le regard scientifique résulte d'une société donnée à un moment donné. Cela explique pourquoi les pratiques de santé ont un style propre selon les époques et selon les pays. En France, la Haute Autorité de santé définit les recommandations de bonnes pratiques pour la chiropraxie.

Une pratique exclusive

La question se pose souvent de la possibilité d'associer le traitement chiropratique à d'autres pratiques manuelles. Il faut aussi envisager les cas de manœuvres pratiquées par des personnes non qualifiées.

Un suivi individualisé

Dans une pratique exclusive de la chiropraxie — c'est-à-dire sans recourir à d'autres pratiques manuelles dans un bref intervalle de temps — les procédures de traitement sont mises en œuvre de manière progressive en tenant compte des réactions du patient. Elles peuvent alors montrer une efficacité qui n'est pas diluée ou contrariée par les effets de traitements concomitants.

La multiplication des traitements se présente fréquemment dans le contexte général d'une grande offre de soins propre aux sociétés occidentales. Les malades peuvent rechercher, souvent à l'insu des praticiens qui connaissent déjà bien leur cas, divers traitements de manière précipitée, pour bien faire, pour un soulagement très rapide, par exemple lorsqu'ils n'ont pas obtenu immédiatement le soulagement complet escompté.

Ces traitements pourraient être pratiqués avant le plein effet d'un traitement déjà entrepris ; ils pourraient en outre être fondés sur des principes radicalement différents, avec le risque d'effets secondaires désagréables plutôt qu'une amélioration. En effet, les méthodes de santé ne sont pas identiques dans la cohérence de leurs principes et de leurs pratiques, ni dans la temporalité de leurs effets. Leur bien-fondé et leur efficacité s'affirment dans une adaptation à chaque cas. Nous y reviendrons à propos des procédures chiropratiques. De plus, la variété des traitements peut désorienter les patients dans la compréhension de leur cas.

Ce qui précède n'exclut pas bien entendu que le traitement chiropratique puisse être associé avantageusement à d'autres modes de traitement, pour autant qu'il soit tenu compte de l'ensemble de la démarche thérapeutique.

Un geste bien-fondé

Lorsqu'il est pratiqué par un praticien expérimenté l'ajustement chiropratique peut paraître aisé à reproduire par simple imitation aux yeux d'une personne peu informée. C'est une impression trompeuse. Si l'ajustement implique un savoir-faire longuement acquis, il implique encore une analyse préalable pour l'adapter au patient, ou bien pour s'abstenir d'intervenir. D.D. Palmer soulignait déjà qu'il ne suffit pas d'exécuter un geste habilement ; il faut aussi savoir s'il est approprié en fonction de critères déterminés, scientifiques. Il distinguait le savoir-faire, la technique de la manœuvre (*art*), et le bien-fondé de celle-ci (*the reason for doing so*).

> « Une personne peut savoir ajuster des vertèbres ; beaucoup le font, sans aucune connaissance scientifique des raisons pour le faire. Elles l'apprennent comme un art ; elles savent comment procéder, mais elles ne savent pas pourquoi. L'art de l'ajustement doit être guidé par des connaissances scientifiques. » (Palmer, 1910, p. 276).

L'observation de D.D. Palmer est toujours d'actualité. C'est ainsi que certains annoncent « faire de la chiropraxie » ; il est question de « chiropraxie do it yourself », de faire « craquer son dos », du pléonasme de la « chiropraxie douce », de l'inexistante « chiropraxie chinoise » et encore de la confusion avec le reboutage. Tout cela revient à s'approprier quelques gestes et quelques termes, sans souci du fondement de la méthode, de la formation officielle des praticiens ni des dispositions réglementaires relatives à leur pratique. Ces fantaisies langagières créent confusion, malentendus, et elles ne sont pas sans risques. Elles illustrent pourtant l'attrait que suscitent les procédures chiropratiques et la méconnaissance où se trouvent encore, pour beaucoup, la méthode et la profession.

Le geste chiropratique se situe au-delà de ces fantaisies. Il prend sa spécificité dans la formation théorique des chiropracteurs, dans les données recueillies lors de l'anamnèse et de l'examen du malade, ainsi que dans l'application des procédures chiropratiques. L'ensemble de cette démarche est indispensable pour assurer l'efficacité et l'innocuité de l'ajustement dans le cadre d'une méthode à part entière pratiquée par un praticien spécialisé. Nous y reviendrons.

Le risque existe que des manœuvres chiropratiques, ou dénommées telles, soient apprises à la hâte pour soulager le « mal de dos » et repositionner des « vertèbres déplacées ». Ces manœuvres constitueraient un simple catalogue de techniques, sans doute pratiquées conjointement à d'autres techniques, dont on grappille des bribes en fonction d'une symptomatologie parfois approximative, pour une efficacité rapide et souvent de courte durée. Il s'agirait d'un bricolage, d'un dépannage empirique dont le bien-fondé et les effets seraient aléatoires.

L'enseignement des seules manœuvres, privées des connaissances qui en assurent la cohérence et le bien-fondé, ne peut aboutir qu'à induire les malades en erreur et à dénaturer la méthode chiropratique. Or l'Organisation mondiale de la santé s'est exprimée à ce sujet en 2005 : la chiropraxie est une méthode distincte ; elle ne consiste pas en quelques manœuvres sommaires pouvant être apprises en quelques heures (Voir l'Annexe 5).

Des modulations du champ d'application

Plusieurs orientations ont été envisagées pour définir la pratique chiropratique et son champ d'application. 1. — La pratique des ajustements vertébraux pour corriger les subluxations vertébrales. 2. — La pratique des ajustements vertébraux et d'autres thérapies conservatrices en fonction de la symptomatologie. 3. — Ou encore la pratique des ajustements vertébraux pour harmoniser les fonctions de l'appareil musculo-squelettique (Keating, 1991).

Il y a bien entendu de multiples intermédiaires entre une pratique strictement uniciste, limitée à l'ajustement des subluxations, et celle largement diversifiée qui tient compte de l'état général du patient et recourt à plusieurs formes thérapeutiques. La grande majorité des chiropracteurs situent leur pratique entre ces deux extrêmes, notamment en fonction de leur formation (Wardwell, 1992). Ces orientations ont des incidences sur la relation thérapeutique.

Des contraintes extérieures pèsent aussi sur la profession dans la détermination du champ d'application de la méthode, notamment celles liées à son statut officiel et à des dispositions réglementaires, également celles créées par le champ d'application d'autres pratiques de santé. Il peut de ce fait y avoir un écart entre la formation diversifiée des chiropracteurs et les réglementations plus ou moins restrictives auxquelles ils doivent se conformer.

Ces orientations, choisies ou contraintes, façonnent la pratique quotidienne des chiropracteurs ; elles varient dans le temps et selon les pays, ce qui explique les étapes et les situations que nous allons envisager.

Des débuts optimistes

D.D. Palmer considérait que l'ajustement corrigeait les subluxations et, de ce fait, la cause des maladies. Aujourd'hui, les chiropracteurs ne souscrivent pas à cette affirmation réductrice et ils tiennent compte d'étiologies multifactorielles.

Dans ses débuts, la pratique chiropratique s'appuyait sur les principes de la méthode, sur le désir de soulager et sur l'efficacité. Si un ajustement a guéri un cas de surdité, pourrait-il être bénéfique pour d'autres pathologies ? Les premiers chiropracteurs ont été amenés à traiter une multitude de cas très variés en raison des circonstances sociétales et médicales aux États-Unis à cette époque. On peut citer, selon les diagnostics qui étaient posés alors : troubles cardiaques ; troubles respiratoires (asthme, pneumonie) ; troubles gastro-intestinaux ; perte de vision ; mélancolie ; paralysie infantile, etc. (Peters, 2005). D.D. Palmer envisageait aussi une chiropraxie vétérinaire.

Des chiropracteurs se sont consacrés à des domaines particuliers : pédiatrie, gériatrie, santé mentale ; puis, progressivement, santé publique, accidents du travail, sports de haut niveau, etc. Dans les États de Californie, de l'Oklahoma et de l'Oregon, le champ d'application était très vaste et incluait l'obstétrique et la petite chirurgie. On peut noter le rôle des chiropracteurs lors de l'épidémie de grippe espagnole de 1918-1919. Jusque dans les années 1950 ils ont traité avec succès des cas de poliomyélite lors de la phase aiguë de la maladie (Wiese, 2005). Il y eut des hôpitaux chiropratiques également jusque dans les années 1950.

Des modulations au XXe siècle

La pratique médicale a considérablement évolué au cours du XXe siècle. Dans le même temps, la pratique chiropratique s'est largement diffusée dans le monde, la situation de la profession s'est affirmée mais son champ d'application s'est trouvé restreint au système neuro-articulaire. Il y a corrélation entre ces évolutions. S'il était compréhensible de recourir au traitement chiropratique pour certaines pathologies dans les années 1920, par exemple les maladies infectieuses, cela ne l'était plus dans la deuxième moitié du XXe siècle.

Dans leur enthousiasme pour leur méthode, des chiropracteurs ont pu donner l'impression qu'ils ambitionnent de soulager une multitude de cas très divers. Certains, sarcastiques, leur reprochent même de vouloir « tout » traiter. Des signes cliniques variés, un mal-être général peuvent disparaître ou régresser au cours du traitement, au-delà du soulagement des douleurs qui amenaient les malades à consulter. Les chiropracteurs se réjouissent de ces améliorations qui peuvent être l'effet de leur traitement. Cependant, ils connaissent bien les limites et les limitations de leur domaine ; elles sont exposées systématiquement aux étudiants dès le début de leurs études. Ceux-ci, devenus praticiens, peuvent les constater tout en observant l'efficacité de leur méthode dans son champ d'application.

Des doutes ont d'ailleurs été exprimés au sein de la profession quant à l'efficacité du traitement chiropratique en dehors des troubles de l'appareil locomoteur, bien loin de la théorie de D.D. Palmer. À partir des années 1960, aux États-Unis, la spécialisation du champ d'application est apparue nécessaire à certains pour l'obtention d'un statut légal à la fois pour la méthode et pour la profession. Cette spécialisation paraissait préférable au maintien de la chiropraxie en dehors du système de santé. Selon ce point de vue, on ne pourrait démontrer la théorie selon laquelle la subluxation chiropratique peut affecter l'état général et la santé ; on ne pourrait non plus démontrer que le soulagement d'un syndrome douloureux d'origine vertébrale peut être bénéfique pour d'autres pathologies. De ce fait, la terminologie « complexe de la subluxation vertébrale » et « syndrome de la subluxation vertébrale » ne serait pas justifiée (Homola, 1995, 2010).

Dans une autre démarche, un courant de la profession considère depuis quelques décennies qu'il revient à la chiropraxie de devenir *chiropractic medicine*. Il s'agirait de la faire entrer dans le cadre des professions médicales plutôt que de la maintenir dans un cadre séparé. Son rôle serait celui d'une méthode de santé qui associerait la chiropraxie à d'autres thérapies naturelles. Les chiropracteurs pourraient aussi, comme c'est déjà le cas dans quelques pays, avoir un droit de prescription de certains remèdes ou médicaments. Cette orientation est controversée.

Un repli cohérent

Des chiropracteurs ironisent en constatant qu'ils sont passés d'une situation où ils utilisaient une forme de traitement, l'ajustement, pour traiter des troubles variés, à la situation contemporaine où ils utilisent plusieurs formes de traitement pour un nombre limité de troubles. Cela illustre combien le champ d'application des thérapies manuelles demeure généralement restreint au soulagement de syndromes douloureux d'origine musculo-squelettique.

Aujourd'hui, en France par exemple, les textes officiels circonscrivent le champ d'application de la chiropraxie aux « troubles de l'appareil locomoteur du corps humain et de leurs conséquences, en particulier au niveau du rachis » (Voir l'Annexe 2). Ce qui évacue bien des traits de la pratique chiropratique à ses débuts.

La métamorphose de la chiropraxie se poursuit depuis un siècle. Des chiropracteurs s'interrogent dans une autocritique qui manifeste leur engagement pour leur méthode et pour leur profession.

L'identité de la chiropraxie implique-t-elle une référence absolue aux origines, comme si Old Dad Chiro avait défini un modèle idéal qui serait en décadence ? Quel est le degré de parenté entre ce modèle et la chiropraxie d'aujourd'hui si l'on considère notamment : les débats sur les principes fondamentaux et la quête incertaine de qualificatifs pour les situer ; le rejet des conceptions métaphysiques ; les réticences à propos de la notion de subluxation vertébrale ; et le repli du champ d'application ? Comment se situe la méthode au regard des travaux de recherche, de l'évolution des sciences cliniques, des facteurs sociétaux et des dispositions légales ?

Ces interrogations sont légitimes. Pourtant, une vue d'ensemble de la méthode permet de constater le maintien d'une certaine cohérence. Les orientations diverses et les questionnements bousculent certes les principes de D.D. Palmer mais n'affectent pas fondamentalement l'originalité de la méthode grâce au maintien de plusieurs facettes de ces principes, c'est-à-dire l'intérêt essentiel pour l'appareil locomoteur et la fonction neurologique, associé à la pratique manuelle dans le cadre du naturisme. De plus, la méthode et la profession sont de mieux en mieux assurées et demeurent autonomes, selon le désir du fondateur. La réflexion à ce sujet se poursuivra.

Des métaphores évocatrices

Au cours des siècles de nombreuses expressions ont décrit de manière imagée le « mal de dos ». Aujourd'hui, les expressions de vertèbre ou de disque « déplacés », de nerf « coincé », de « bloquage » ne peuvent guère être discutées. Elles sont les dénominations familières du dysfonctionnement articulaire ou de la subluxation chiropratique. Si elles ne correspondent guère à une réalité anatomique et physiologique, elles illustrent par des images concrètes la difficulté de se mouvoir, les douleurs et les gênes que ressentent tant de personnes dans leur vie quotidienne. Mais ce ne sont que des tournures langagières, des métaphores dont l'intérêt réside surtout dans un rôle descriptif.

Ces images qui viennent de la mécanique — pièce grippée, enrayée, qui fait l'objet d'un réglage — traduisent un contexte culturel où l'être humain est conçu comme une machine dont on attend efficacité et performance, que l'on peut réparer et même améliorer. La métaphore de la machine se poursuit lorsqu'il est question de « circulation de l'énergie » : l'énergie qui entraîne la machine rejoint l'énergie symbolique qui harmonise la personne.

Bien qu'imprécises, ces métaphores ont pu être utiles et elles le sont encore. En illustrant ce que ressent la personne qui souffre, elles lui fournissent un langage. Elles sont largement reprises par des praticiens de toutes tendances. Elles sont comparables aux métaphores utilisées couramment dans la description de la douleur qui peut être perçue comme un choc électrique ou comme un coup de couteau ; elles sont aussi comparables aux expressions qui se réfèrent aux parties du corps, notamment le « dos », pour traduire des sentiments et des états psychologiques.

Pourtant, la chiropraxie est victime de ce discours familier. Les métaphores prennent souvent la place de la réalité lorsque l'usage en est généralisé. Elles trompent insidieusement ceux mêmes qui y ont recours et façonnent des représentations. Elles peuvent ainsi laisser entendre que le traitement concerne uniquement le segment de la colonne vertébrale qui est douloureux, « bloqué » ; il consisterait à « faire craquer », à remettre en place des vertèbres « déplacées » ou à dégager des nerfs « coincés », pour un soulagement qui devrait être immédiat. Ces expressions courantes ont contribué à affaiblir les notions de subluxation et d'ajustement ; elles ont brouillé la compréhension de la nature des troubles, du traitement et du processus de guérison.

Se conjuguent ainsi plusieurs représentations des manœuvres chiropratiques : celle de manœuvres simples, stéréotypées, pouvant être apprises et pratiquées aisément et dont on attend une efficacité immédiate ; et celle de manœuvres brusques, potentiellement risquées, bien loin des procédures chiropratiques. Ce contexte a créé un terrain favorable à de dures critiques de la pratique chiropratique qui serait brutale et dangereuse. Cependant, le traitement chiropratique est bien moins risqué que beaucoup de pratiques sportives et que des activités de la vie quotidienne.

Ce glissement dans la compréhension de la méthode et de ses procédures revient à transformer le traitement chiropratique en réglage instantané de pièces mécaniques, alors qu'il s'agit de l'harmonisation des fonctions articulaires et musculaires au cours de ce qui est un processus de guérison, en fonction de l'état général du patient. C'est un élément majeur de la méthode chiropratique.

Toutes ces métaphores et leurs connotations mécanistes sont bien installées et elles irriguent le langage ; elles sont en accord avec la culture ambiante et elles ont leur vie propre. Terminologie hasardeuse, elles sont insuffisantes pour constituer des explications véritables et créent la confusion. Elles restreignent l'attention aux symptômes et à leur soulagement. S'arrêter à ces métaphores revient à prendre la partie pour le tout, à considérer un aspect schématisé de la méthode chiropratique plutôt que l'ensemble de celle-ci. C'est pourquoi il convient de les cantonner dans la place discrète qui leur revient, celle d'expressions imagées mais limitées dans leur signification. Peut-être tomberont-elles en désuétude.

Des représentations de la chiropraxie

Ce langage imagé a contribué à créer des représentations étriquées et même erronées de la chiropraxie. En effet, même si des représentations étayées et équilibrées se manifestent progressivement, il existe encore un écart entre la manière dont les chiropracteurs conçoivent leur méthode et leur profession, et la représentation qu'en ont les autres professions de soins, les médias et le public. Diverses représentations de la chiropraxie coexistent ainsi de manière déconcertante pour les chiropracteurs.

Tout d'abord, la conception que les chiropracteurs ont de leur méthode et de leur profession associe trois domaines. 1. — Les principes fondamentaux des origines ; la référence aux sciences fondamentales et cliniques au fur et à mesure de leur progression ; de grandes options thérapeutiques dans le cadre d'une méthode de santé naturelle ; de même que des exigences académiques et un code d'éthique. C'est un domaine partagé par l'ensemble des praticiens. 2. — Puis des développements théoriques et l'expérience clinique de générations de praticiens et des établissements d'enseignement constituent un domaine partagé par de grands groupes de la profession. 3. — Et enfin la manière de mettre en œuvre les procédures chiropratiques, le style de relation entre praticiens et patients, la prise en compte des contextes culturels, réglementaires et juridiques, forment un domaine relativement divers. Bien entendu, ces domaines ne sont pas strictement délimités ; ils participent chacun à l'identité de la méthode.

Hors de la chiropraxie, nous avons vu à plusieurs reprises que l'on imagine souvent la méthode comme un recours d'urgence pour le soulagement du « mal de dos ». On constate encore une compréhension biaisée de la méthode et de son champ d'application, de la formation des praticiens et de leur statut officiel. On retrouve dans ce contexte le contour flou de beaucoup de thérapies complémentaires. Pourtant, des publications officielles relatives à la chiropraxie sont aisément disponibles (Voir l'Annexe 2 et la Bibliographie).

Tout cela est source de confusion pour les personnes malades. Elles s'adressent aux chiropracteurs après conseil de patients, d'autres praticiens ou en fonction des messages des médias. Les métaphores évoquées ci-dessus s'insinuent dans toutes ces circonstances, à des degrés divers, et entretiennent une certaine suspicion. C'est sans doute pourquoi il n'est pas rare que l'on demande au chiropracteur de confirmer sa légitimité : son statut, sa formation, l'ancienneté de son expérience professionnelle et son style de pratique. Et, surtout, pratique-t-il des « manipulations » ?

Ce qui importe souvent est d'être soulagé très rapidement, voire immédiatement, pour affronter les impératifs de la vie quotidienne. On se tourne aussi vers la chiropraxie pour compléter des traitements déjà entrepris, ou encore lorsque l'on a « tout essayé ». On attend un traitement différent, nouveau, qui va finalement régler des troubles anciens. Dans leur précipitation ou dans leur découragement les malades ont beaucoup d'espoir. Il leur arrive ainsi de mettre les chiropracteurs, plus ou moins explicitement et sans mauvaise intention, non pas dans une situation d'obligation de moyens, comme c'est le cas pour les pratiques de santé, mais dans la situation délicate d'obligation de résultat.

La pratique de la chiropraxie a évolué au cœur de circonstances changeantes. Le statut de la profession s'est affirmé ; la pratique est dorénavant bien définie dans de nombreux pays. Cependant, les dispositions légales et les informations officielles ne modifient pas rapidement les manières de penser et les représentations qui peuvent encore être incertaines, comme en témoignent même des publications spécialisées. Il y a évidemment un risque majeur de malentendus si les caractéristiques de la chiropraxie sont définies par les représentations approximatives qu'en a la société.

La décision de recourir aux soins chiropratiques peut être précipitée ou longuement reportée. Puis, comment rencontre-t-on le chiropracteur ? Comment chaque cas est-il abordé ? Ce sera le propos de la cinquième partie.

Cinquième partie

La compréhension des cas

Les règles de bonnes pratiques sont codifiées et reconnues. Pour autant, la compréhension des cas ne peut pas toujours être immédiate et complète ; l'évolution des traitements peut aussi être imprévue.

La rencontre avec le chiropracteur

La rencontre entre le patient et le chiropracteur se situe au cours de l'anamnèse. C'est un préalable qui va de soi. Il convient cependant de s'y attarder car c'est alors que peut s'établir une relation de confiance entre deux personnes qui possèdent chacune leurs propres références.

L'anamnèse suscite une narration. Elle peut être parfois malhabile ou timide, mais le contexte culturel lui fournit une cohérence. Une écoute adaptée permet de saisir la manière dont les personnes comprennent les troubles qui les amènent à consulter, ce qui les incite à consulter à un moment déterminé et leurs attentes. Si l'interprétation du praticien n'est pas toujours scientifique, la narration du patient n'est pas nécessairement imprécise. L'anamnèse est une première étape thérapeutique ; elle est reprise en cours de traitement car il peut y avoir eu des oublis ou des malentendus.

La douleur est généralement le symptôme principal qui conduit les personnes à consulter un chiropracteur, voire le seul, tout au moins en première intention car elle peut être prétexte à une autre demande d'aide. Même si elle est subjective et difficile à décrire, elle est communication.

Le praticien s'interroge sur la relation entre la douleur et une lésion ou un dysfonctionnement ; il lui revient de nommer et d'institutionnaliser le mal. Mais il y a la douleur et le vécu douloureux, c'est-à-dire construction culturelle. Les attitudes face à la douleur sont profondément différentes selon les personnes, les expériences antérieures, l'atteinte à l'intégrité du schéma corporel, l'influence sur les comportements et les rôles sociaux. C'est pourquoi il revient aussi au malade de nommer le mal. Par le langage il situe la douleur dans sa propre histoire, il la maîtrise quelque peu. Il n'est d'ailleurs pas certain que les patients s'adressent de la même manière à un chiropracteur et à d'autres praticiens.

La douleur chronique, à laquelle les chiropracteurs sont fréquemment confrontés, perturbe gravement le parcours de vie des personnes et le conditionne. Phénomène complexe, elle comprend des dimensions affectives importantes. Par son caractère répétitif, prolongé, la douleur physique devient souffrance psychique ; elle confronte à la vulnérabilité, à l'impuissance, à l'échec. Il y a les affections diagnostiquées et les affections ressenties. Il y a le corps objectif, scruté, mesuré, et le corps subjectif, senti, entravé. Peut-on les réconcilier ? La maladie peut être biologique mais l'idée de maladie est autre.

L'interrogatoire fouillé des chiropracteurs peut surprendre les personnes qui les consultent, ainsi que les autres praticiens qui suivent leur cas. Ne s'agit-il pas seulement de « remettre en place des vertèbres déplacées », souvent déjà identifiées ? Ce souci du détail est pourtant indispensable car il s'agit de la compréhension des cas et de l'identification des facteurs de risque. Si les chiropracteurs n'avaient pas pris soin d'évaluer les cas qui se présentent à eux la méthode et la profession n'auraient pas survécu jusqu'à aujourd'hui.

La relation thérapeutique comprend de multiples variables en concordance avec l'ensemble de la société. Le style en évolue au fil des décennies. Aujourd'hui, la culture médicale est largement disponible, notamment par l'internet. Elle s'installe comme un tiers dans la relation entre le patient et le praticien. Si cette situation manifeste le désir bien légitime des personnes de s'informer, de se familiariser avec le vocabulaire médical et d'adopter une attitude responsable, elle est aussi source de confusion et d'anxiété qu'il faut s'efforcer de dissiper. Il peut alors exister une zone d'imprécision entre ce que patient et praticien croient avoir dit et avoir compris. C'est pourquoi il convient d'adapter son discours à chaque patient tout en restant au plus proche des données objectives.

Un traitement évolutif

Les troubles musculo-squelettiques s'inscrivent dans un grand nombre de syndromes ou de pathologies et ne sont pas tous traités de manière identique. Une évaluation, qui ne peut pas toujours être immédiate et complète contrairement à ce que l'on imagine souvent, permet d'en définir l'étiologie et de prévoir la conduite du traitement. L'imagerie et d'autres examens, l'examen du malade et les procédures chiropratiques complètent et enrichissent les données recueillies lors de l'anamnèse.

Nous avons vu que le traitement requiert un suivi individualisé. Il est modulé selon la nature des signes et des symptômes, selon l'état général, le style de vie et les autres traitements suivis. Ces facteurs et ces circonstances peuvent en effet favoriser ou compromettre l'amélioration que le chiropracteur peut raisonnablement escompter ; ils peuvent en outre inciter à reporter le traitement et peut-être l'interdire.

Le premier objectif est bien entendu le soulagement des troubles qui amènent le patient à consulter. La prise en compte de la réaction du patient dès le début du traitement est essentielle dans la différenciation des cas et conditionne le pronostic.

Les examens cliniques sont repris en cours de traitement ; ils sont complétés par les commentaires du patient sur l'évolution de son état. La manière — positive ou négative, spontanée ou hésitante — dont il exprime le ressenti d'une évolution est instructive car elle fait partie de son vécu personnel. Son rôle est actif, notamment par les précautions qu'il observe, ou néglige d'observer, pendant et après les épisodes douloureux.

L'amélioration peut être rapide, même spectaculaire. Mais, dans la plupart des cas, le soulagement de la douleur ne signifie pas normalisation de la fonction articulaire. Se limiter au critère de la disparition des symptômes revient bien souvent à négliger les circonstances qui en favorisent le retour, c'est-à-dire la chronicité aux conséquences diverses. L'idée répandue selon laquelle le traitement chiropratique devrait être efficace immédiatement ou très rapidement, faute de quoi il serait inadapté ou inopérant, voire sans valeur, devrait maintenant être dépassée grâce à une bonne compréhension de la nature du traitement et de la méthode chiropratique.

Il faut tenir compte en effet des conditions de récupération de l'organisme. C'est un processus qui s'inscrit dans la durée ; il est fonction de maints facteurs et circonstances déjà évoqués. C'est pourquoi il est parfois difficile de prévoir d'emblée un programme de traitement et de formuler un pronostic, surtout en cas de chronicité où existent fréquemment plusieurs causes de douleur concomitantes. Cela peut être surprenant pour les patients qui tiennent à savoir rapidement quels seront la durée et le coût des soins.

Vers la prévention

Au-delà de l'objectif du soulagement de la douleur et de l'amélioration du bien-être, un suivi personnalisé peut, autant que possible, réduire les risques de rechute et d'aggravation, prévenir les troubles posturaux et contribuer au maintien d'un bon état général. Le traitement évolue alors vers la prévention. Il s'agit ici de prévention dans le cadre de la méthode chiropratique et non pas de médecine préventive (Voir l'Annexe 2).

On connaît la grande prévalence des signes et symptômes d'origine vertébrale. Les données de la recherche montrent que de nombreux cas se déclarent déjà chez des personnes jeunes et sont recurrents. Leurs répercussions sur la vie personnelle et sociale justifient de développer des pratiques non seulement pour les soulager mais aussi pour les prévenir.

La démarche de prévention présente deux aspects, l'attitude du praticien et celle du patient. Le chiropracteur formule des recommandations raisonnables, à un moment déterminé, en fonction de l'état de santé et du mode de vie de la personne. Le chiropracteur propose et laisse le choix.

Quant au patient, la prévention est une initiative de sa part, un choix personnel qui traduit son autonomie. Elle implique une compréhension de son cas et des objectifs de la méthode chiropratique. Le patient interprète à sa manière les conseils qui lui sont donnés, selon une logique qui lui est propre : en fonction de ce qui est perçu de la gravité des troubles, de leurs répercussions sur la vie quotidienne et, peut-être, sur son état de santé à venir ; également selon la nature du système de santé et la prise en charge des coûts.

Les recommandations du praticien quant au rôle préventif de la chiropraxie sont parfois source de malentendus, faisant peut-être entrevoir des soins de longue durée. C'est une impression hâtive car les chiropracteurs sont très attachés à la démarche qui implique une attention particulière aux relations entre la santé et le vécu des personnes, selon le modèle bio-psychosocial.

C'est ainsi que la méthode chiropratique peut être associée à bien des étapes de la vie : enfance et adolescence ; pendant la grossesse et après l'accouchement ; après des traumatismes ; dans le cas de pratique sportive intensive ; en période de surmenage ; etc. La méthode peut aussi être efficace au cours de cet état intermédiaire — caractérisé par des troubles mineurs et passagers — entre la santé, une bonne condition physique, et l'apparition de troubles importants (Janse, 1976). De plus, elle met l'accent sur le rôle de chacun pour se maintenir en bonne santé (nutrition, activité physique adaptée, repos suffisant, etc.) et encourage à l'autonomie. Cette démarche de prévention est comparable à celle de la plupart des méthodes de santé.

Les procédures chiropratiques

Les nombreuses procédures chiropratiques représentent des applications cliniques de la théorie chiropratique ; elles comprennent les manœuvres d'ajustement. Elles sont couramment dénommées techniques chiropratiques, une terminologie qui ne rend pourtant pas compte de manière adéquate de l'ensemble des caractéristiques et des étapes qui les constituent. Ce sont pourtant ces caractéristiques et ces étapes qui leur confèrent une cohérence et en assurent la sûreté et l'efficacité.

Ces procédures sont en effet fondées sur des connaissances théoriques ; puis elles se situent dans la continuité de l'anamnèse et de l'examen clinique habituel. Grâce à l'examen de l'appareil musculo-squelettique, et non pas seulement de la région symptomatique, elles contribuent à la compréhension des cas.

Nous avons souligné ci-dessus, dans *Un geste bien-fondé*, que cet ensemble conditionne l'ajustement chiropratique, dans toutes ses variantes et adaptations. La pratique manuelle ne peut en être dissociée ; il convient de comprendre avant de traiter. Toujours dans le cadre de ces procédures, l'ajustement est suivi d'examens de contrôle afin de vérifier la réaction au traitement puis l'évolution ultérieure.

Chacune des procédures privilégie un ou plusieurs thèmes de l'examen chiropratique, par exemple : l'analyse radiographique, l'analyse de la posture et du mouvement, le bilan musculaire et articulaire, la localisation thérapeutique, la palpation manuelle, etc. Elles peuvent simultanément privilégier une orientation biomécanique, telle que la fonction articulaire, ou une orientation symbolique, telle que la « circulation de la force vitale, de l'énergie ». Nous avons envisagé dans *La Force vitale* les manières dont les chiropracteurs associent ces orientations.

Ces procédures ne sont pas radicalement différentes les unes des autres. Des dénominations et des thèmes sont des découpages commodes qui ne les opposent pas. Des nuances les différencient, de grands principes les relient. Pourtant, le traitement n'est pas stéréotypé et la meilleure procédure est nécessairement celle qui est adaptée au patient au moment où il demande de l'aide. C'est pourquoi les chiropracteurs ne se limitent pas à une procédure déterminée que l'on serait tenté de considérer comme typique de leur pratique, ce qui serait réducteur et amoindrirait la portée de leur acte. Au contraire, ils adaptent et associent les procédures afin d'intervenir de manière appropriée et progressive selon chaque cas particulier. Cette diversification est indispensable pour la prise en charge caractéristique de la chiropraxie.

Il arrive que des patients manifestent une appréhension devant l'inconnu du traitement chiropratique. Des explications peuvent aisément les rassurer en leur présentant les différentes modalités de traitement selon les principes de la méthode et en fonction de leur cas particulier. Puis ils sont agréablement surpris de constater que les circonstances du traitement ne provoquent aucun inconfort et permettent de se sentir tout à fait à l'aise.

Les procédures chiropratiques sont enrichies de l'expérience de générations de praticiens et de l'appréciation des patients. Certaines sont fort anciennes ; elles ont suivi la progression des sciences cliniques et font l'objet de travaux de recherche. Elles attirent et séduisent, de longue date. Comme la subluxation, elles suscitent — D.D. Palmer le constatait déjà. — une sympathie active de la part d'autres professions.

Élaboration culturelle et subjectivité

La biomédecine définit des critères qui s'imposent dans toutes les aires culturelles. Pourtant, si la maladie est biologique, la perception de la maladie est toujours apprise et sélective. Ses caractéristiques, les limites plus ou moins progressives et précises entre le normal et le pathologique sont évaluées diversement. Elles dépendent de la culture d'une société à un moment déterminé et d'appréciations individuelles. Elles revêtent un caractère composite, physique et biologique, également culturel et symbolique. Ces remarques s'appliquent aux troubles et aux affections qui font partie du champ d'application de la chiropraxie (Jolliot, 2012).

Diverses visions du monde se conjuguent dans le regard des sociétés et dans l'intimité des personnes. Il y a à ce propos consensus entre praticien, patient et société. On considère ainsi en anthropologie des biologies locales. C'est pourquoi le regard des sociétés et des méthodes de santé peut jouer un rôle majeur dans la définition, dans l'aggravation ou dans le soulagement de troubles fonctionnels et de pathologies.

On pouvait écrire, il y a plusieurs décennies, que beaucoup de personnes négligent les signes et symptômes précoces de fonctions perturbées jusqu'à ce qu'ils deviennent, parfois très lentement, des troubles chroniques et handicapants qui incitent à rechercher l'aide d'un praticien (Janse, 1976). C'est ce que constatent les chiropracteurs aujourd'hui encore. Des troubles légers, mineurs, ont souvent été ignorés pendant longtemps alors qu'ils auraient probablement pu être soulagés aisément par des soins de prévention. Pour quelles raisons ? « On vit avec. On ne s'écoute pas. Ça passera. C'est l'âge. C'est le stress. C'est la fatigue. C'est le temps… ».

Si ce genre d'attitude persiste, si les malades demeurent attachés à leur interprétation personnelle, qui est souvent astucieuse puisqu'elle est rattachée à leur histoire, les circonstances ont pourtant changé. On sait aujoud'hui que l'absence de troubles, ou la présence de troubles mineurs, ne signifie pas nécessairement santé parfaite. Des connaissances médicales accessibles, des recommandations officielles et des dispositions de santé publique (prise en compte du style de vie et de l'histoire familiale, mesures de prévention, bilans réguliers, campagnes de dépistage, etc.) conduisent à une appréciation malaisée de la santé et de la maladie qui peut provoquer l'angoisse des intéressés.

En tant qu'expérience transformante, les troubles de la santé — et aussi mal-être, échecs, avanies — imprègnent les styles de vie et la vision du monde. Dans une époque de valorisation du corps et d'exigence de performances, ils sont menaçants ; quelle qu'en soit la gravité, ils annoncent la perte d'autonomie. C'est alors que des explications exotiques et métaphysiques, que l'on rencontre particulièrement dans les thérapies complémentaires, peuvent attirer et séduire certains.

Rappelons à ce propos les notions de « force vitale » et d'« intelligence » en chiropraxie. Ces notions, et d'autres notions proches, illustrent les efforts de l'être humain pour saisir des réalités subtiles et pour les mettre en oeuvre. Polysémiques, elles ne sont guère définies. En faisant appel à des croyances plutôt qu'à des données objectives elles affirment plus qu'elles ne prouvent. Elles suscitent pourtant des discours à succès car elles ont une fonction et une efficacité.

Par des interprétations symboliques ces notions proposent une explication, ou un complément d'explication, de la nature des troubles, de l'effet du traitement et du processus de récupération pour les patients qui suivent cette démarche. En fournissant un langage qui sait exprimer, souvent avec poésie, l'unité de la personne dans son environnement, elles deviennent des constructions individuelles et façonnent une expérience de la maladie. Elles réconcilient le corps objectif et le corps subjectif, ne serait-ce que temporairement. Tout cela crée, à des degrés divers, une ambiance et un réconfort qui ont une efficacité propre et contribuent à l'effet placebo.

Les notions de « force vitale » et d'« intelligence » de la chiropraxie rejoignent la vogue à toute épreuve de l'« énergie », dans ses interprétations diverses. Une des originalités de la chiropraxie pourrait ainsi résider dans certains cas — selon l'intérêt du patient et selon celui du praticien — dans ce trait de portée symbolique, alors que le corps souffrant est toujours bien présent et parlant, accessible aux procédures de traitement.

Les circonstances sont souvent complexes. La difficulté de la compréhension des cas et du pronostic peut se présenter à plusieurs étapes de la relation thérapeutique. Des examens complémentaires et d'autres méthodes thérapeutiques peuvent alors être associés avantageusement au traitement chiropratique, sous réserve des circonstances qui ont été évoquées dans la quatrième partie.

Des études montrent d'ailleurs de manière convaincante que l'association concertée des traitements médicaux et chiropratiques assure des soins de qualité et la satisfaction des patients. C'est pourquoi les soins chiropratiques ne sont plus cantonnés dans une marginalité imprécise mais font désormais partie du système de santé de nombreux pays.

ÉPILOGUE

Effets et perspectives multiples

Toutes les étapes, tous les thèmes qui viennent d'être évoqués méritent des développements détaillés dans leurs interrelations nombreuses.

Les facettes de ses principes fondamentaux enrichissent la chiropraxie. Son originalité réside dans leur synthèse harmonieuse prolongée par un effort continu de réflexion, d'innovation et d'adaptation au cours d'une histoire centenaire. Autant de fils conducteurs pour la compréhension de la chiropraxie, méthode et profession à part entière…

Si bien des patients considèrent que le traitement chiropratique est différent d'autres traitements il n'est pourtant pas aisé de définir pourquoi (Coulter, 1999). Les frontières entre méthodes de santé ne sont pas toujours clairement définies. La chiropraxie n'est pas la seule méthode à s'intéresser aux relations entre la santé et les fonctions articulaires et neurologiques ; les troubles traités par les chiropracteurs sont également traités par d'autres praticiens ; la forme de traitement n'est pas non plus unique aux chiropracteurs. Pourtant, la chiropraxie, méthode et profession, demeure autonome. Pour quelles raisons ? L'association d'une conception de la santé et d'une forme de traitement crée un style de pratique — la science et l'art de la chiropraxie — qui pourrait lui être tout à fait particulier.

Principes et théorie de la méthode semblent indiquer que l'efficacité du traitement n'est pas le seul fait de la pratique manuelle, l'ajustement chiropratique. Celle-ci est bien entendu essentielle. Au-delà, d'autres traits sous-tendent et complètent le traitement : certains participent à la compréhension et à l'évolution des cas ; d'autres nourrissent l'affectivité. La maladie comprend des dimensions physiques et existentielles ; l'art de soigner ne se limite pas à des procédures techniques.

L'attention primordiale aux relations anatomiques et fonctionnelles entre l'appareil locomoteur et l'appareil nerveux constitue un fondement théorique et conditionne l'attitude thérapeutique. Y sont associés l'ensemble des procédures manuelles et la conduite du traitement ; la préférence pour le naturisme (si possible) ; également une dimension symbolique (peut-être) ; enfin, la relation qui s'instaure entre le patient et le praticien. Autant de fils conducteurs pour la compréhension des cas…

Tous ces traits participent de l'art de soigner dans le cadre d'une méthode à part entière. Ils ne peuvent guère être isolés dans la pratique clinique ni dans les réflexions théoriques sinon la compréhension de la méthode et de sa spécificité en souffrirait.

Bien des patients, qui s'attendaient à la « remise en place d'une vertèbre déplacée », ont découvert l'anamnèse détaillée et l'examen clinique pratiqués par les chiropracteurs. Ils ont aussi constaté que l'intervention structurelle, accompagnée de conseils appropriés à leur cas, pouvait aboutir à des améliorations notables, voire inattendues, même après des années de souffrance.

L'examen clinique et les procédures d'ajustement peuvent en effet avoir des réverbérations physiologiques et psychologiques variées, parfois imprévisibles : certes, le soulagement de la douleur, l'amélioration de la posture et de la mobilité, une meilleure adaptation proprioceptive ; aussi une amélioration du sommeil, des modifications de l'humeur et du timbre de la voix ; et encore un mieux-être général, un changement subtil de la conscience corporelle. Enfin, bien souvent, les patients apprécient la compréhension de leur cas telle qu'elle leur est proposée, en lien avec leur état général et leur style de vie. Une intervention structurelle peut ainsi avoir des effets multiples, ce qui confère aux soins chiropratiques un caractère personnalisé.

Jennifer Jamison, du RMIT, Royal Melbourne Institute of Technology, a étudié le rôle de la relation entre le patient et le chiropracteur. Elle considère, au terme d'une enquête portant sur plusieurs dizaines de cabinets chiropratiques, que le trait holistique de la chiropraxie est le fait de la rencontre entre le patient et le chiropracteur où l'attitude de celui-ci devient un facteur de guérison. Ce qu'elle commente ainsi :

> « En dépit du caractère réductionniste d'un bilan et d'un traitement musculo-squelettiques, l'observation des pratiques suggère nettement que la rencontre entre le patient et le chiropracteur est une expérience holistique forte. » (Jamison, 1993).

Elle poursuit :

> « La notion selon laquelle une intervention structurelle peut avoir un effet global a certainement conféré aux soins chiropratiques un caractère personnalisé dans le cadre d'une relation interpersonnelle. C'est de plus le fait d'une relation centrée sur le patient, plutôt qu'une approche délibérément multifactorielle, qui rend la chiropraxie holistique. » (Ibid.).

Aujourd'hui, ces commentaires demeurent d'actualité. Ce qui constitue la chiropraxie en tant que méthode cohérente, globale et originale, est la synthèse d'une conception de la santé, des effets de la pratique manuelle et de l'attitude du chiropracteur faite d'une attention particulièrement adaptée au malade.

La relation entre le patient et le praticien est un dialogue singulier, fragile, qui peut être brusquement remis en question. Dans toute pratique de santé, quelle que soit la démarche théorique, une attitude d'écoute et de sollicitude bienveillante — joliment dénommée en Amérique du Nord *TLC*, *Tender Loving Care* — demeure essentielle. Gageons que cela demeurera un impératif dans l'évolution des pratiques de santé.

Aussi, au-delà de la relation thérapeutique, la personne et sa créativité — la manière dont elle entend maîtriser sa santé, les repères et les exigences qu'elle définit pour elle-même — ont un rôle primordial. Ce que Jean-Pierre Dupuy exprime finement :

> « La santé, ce n'est pas seulement le "silence" des organes, c'est avant tout la capacité autonome, nourrie d'une culture et d'une tradition, de faire face à la souffrance et à la mortalité, et plus généralement à la finitude de l'homme, en leur donnant sens, en les insérant dans une histoire. » (Dupuy, 2007).

Les patients décident de ce qui leur convient et expriment leur appréciation de la qualité des soins, dans leurs termes, en fonction de leurs attentes et de leur expérience, à un moment déterminé de leur vie. L'approche globale est ainsi une création active de la personne qui l'adapte au fil de circonstances changeantes. C'est son autonomie.

Si la chiropraxie propose dans bien des cas un traitement aux effets multiples, elle joue aussi un rôle multiple dans le domaine des méthodes de santé par ses principes et les caractéristiques de sa pratique. C'est pourquoi il est fructueux d'associer son évolution et ses réflexions à celles des autres méthodes de santé.

Grâce à ses apports théoriques, techniques et cliniques, la chiropraxie a participé à l'étude de plusieurs thèmes ou domaines : la notion de dysfonctionnement articulaire ; la définition d'une terminologie nouvelle ; la diversification des procédures d'examen et de traitement ; la compréhension des cas ; la mise au point d'équipements innovants ; et, plus généralement, un recours élargi aux pratiques manuelles. Par des travaux de recherche et l'expérience de ses praticiens la profession chiropratique entend continuer de participer à l'évolution des méthodes de santé.

Méthode à part entière dans le domaine qui est le sien, plutôt qu'une forme mineure d'orthopédie ou un ensemble de techniques de manipulation parmi d'autres, la chiropraxie envisage traitement et prévention selon un style qui lui est propre. Tout en contribuant au soulagement de syndromes douloureux d'origine musculo-squelettique, elle peut alléger maints troubles fonctionnels, ce lourd tribut au style de vie contemporain.

Cela conduit les chiropracteurs à accorder une attention particulière aux changements de société. Par leur pratique ils s'associent à l'intérêt de nos contemporains pour les méthodes de santé naturelles et à leur souci du développement harmonieux des personnes dans leur environnement. Ils sont attentifs à la prévalence des troubles qui font partie du champ d'application de leur méthode et à leurs répercussions socio-professionnelles. Ils sont encore attentifs aux questions de santé publique, au coût des traitements et aux soins des plus démunis.

Les législations de nombreux pays en faveur de la chiropraxie ne sont pas fortuites. Elles confirment l'intérêt que présentent la méthode et la profession pour les personnes malades et pour les systèmes de santé. Cela se traduit notamment par la présence de chiropracteurs dans des organismes de santé publique.

On considère la richesse du parcours de la chiropraxie depuis sa situation isolée et fragile il y a une centaine d'années jusqu'à la situation actuelle d'une méthode et d'une profession bien développées.

Ce parcours est inscrit dans le temps long. Il ne reflète pas seulement une réflexion à propos de la pensée de D.D. Palmer, il rend compte aussi du corpus de connaissances et d'expérience accumulé par les praticiens et les établissements d'enseignement. Il participe enfin à l'histoire des idées et des sociétés, tout en se situant dans cette histoire.

Les facettes des principes de la chiropraxie, les caractéristiques de sa pratique convergent vers le modèle biopsychosocial. Ce modèle propose, outre la poursuite des réflexions et des travaux de recherche déjà entrepris, une orientation complémentaire vers les sciences humaines. Cette orientation a déjà été retenue par les travaux cités dans ces pages. Elle enrichit la chiropraxie et permet de souligner qu'il s'agit d'une méthode thérapeutique à part entière, pratiquée par une profession autonome, en harmonie avec les sociétés dans lesquelles elles sont présentes. On sait d'ailleurs l'intérêt des sciences humaines, de longue date et dans leurs multiples composantes, pour les pratiques de santé.

Tout en poursuivant une évolution scientifique et technique les méthodes de santé demeurent une démarche hautement culturelle à laquelle les chiropracteurs peuvent s'associer en proposant une réflexion renouvelée, au carrefour des sciences cliniques et des sciences humaines. Celles-ci nous rappellent l'humanité de l'homme et s'attachent à la mise en relation de tout ce qui le touche.

Juin 2018

Glossaire

AJUSTEMENT CHIROPRATIQUE (angl. *chiropractic adjustment*). Manœuvre propre à la chiropraxie. Dénommé manipulation dans les textes officiels français.

CHIROPRAXIE (angl. *chiropractic*). Définie en France comme méthode thérapeutique par l'Académie nationale de médecine. Voir méthode et profession chiropratique.

ÉTABLISSEMENTS D'ENSEIGNEMENT DE LA CHIROPRAXIE. Ils sont dénommés différemment selon les pays et leurs structures académiques officielles : institut, *college*, *university*, etc. C'est aussi le cas des diplômes qui sanctionnent les formations officielles.

MANIPULATION ARTICULAIRE. Terme générique. Dénommée ajustement en chiropraxie.

MÉTHODE CHIROPRATIQUE. La chiropraxie en tant que méthode thérapeutique. Elle porte attention à l'ensemble de l'appareil locomoteur (particulièrement à la colonne vertébrale) et à la fonction neurologique. Elle dispose d'une terminologie et de procédures de traitement qui lui sont propres. Méthode naturelle, elle tient compte du modèle bio-psychosocial.

NATURISME. Ce courant remonte à l'Antiquité. Il encourage à privilégier un mode de vie en harmonie avec la nature (hygiène, nutrition, simplicité de vie, etc.).

PRINCIPES FONDAMENTAUX, THÉORIE CHIROPRATIQUE. Ils fondent la méthode chiropratique et lui confèrent ses traits distinctifs : sa conception de la santé et de la maladie, ainsi que sa démarche thérapeutique.

PROCÉDURES CHIROPRATIQUES. Procédures de traitement propres à la méthode chiropratique ; elles comprennent une analyse des cas et des manœuvres spécifiques (ajustement). Couramment dénommées techniques chiropratiques.

PROFESSION CHIROPRATIQUE. Ensemble des chiropracteurs titulaires d'un diplôme officiel et affiliés à des organismes professionnels qui les représentent. Ils constituent une profession autonome.

SUBLUXATION CHIROPRATIQUE, SUBLUXATION VERTEBRALE (angl. *chiropractic subluxation*). Dysfonctionnement articulaire, principalement des articulations intervertébrales, défini dans le cadre de la méthode chiropratique. Également dénommée complexe de la subluxation vertébrale et syndrome de la subluxation vertébrale.

Chronologie

1845	Naissance de Daniel David Palmer à Port Perry, Ontario, Canada.
1865	D.D. Palmer quitte le Canada pour les États-Unis.
1881	Naissance de Bartlett Joshua Palmer, fils de D.D. Palmer.
1885	D.D. Palmer s'installe à Davenport dans l'Iowa.
1886	Il débute la pratique du magnétisme.
1895	Il fonde la méthode dénommée *chiropractic*.
1897	Début de l'enseignement de la chiropraxie.
1904	Dans l'État d'Illinois, autorisation de pratiquer à deux chiropracteurs.
1908	À Davenport, B.J. Palmer met au point une table de traitement inclinable (Hylo). À Chicago, Illinois, premier laboratoire de dissection humaine à la National School of Chiropractic. En Europe, début non attesté de la pratique de la chiropraxie.
1909	Au Canada, à Sault Ste Marie, Ontario, début de l'enseignement de la chiropraxie.
1910	À Davenport, début de l'utilisation de la radiologie à la Palmer School and Cure. Publication d'écrits de D.D. Palmer sous le titre *The Chiropractor's Adjuster. Text-Book of the Science, Art and Philosophy of Chiropractic*.

Années 1910 Élaboration des critères d'enseignement de la chiropraxie.

1913 Décès de D.D. Palmer à Los Angeles, Californie. Première légalisation de la chiropraxie dans l'État du Kansas.

1914 Publication posthume d'écrits de D.D. Palmer sous le titre *The Chiropractor.*

1918 Mise au point de la radiographie de colonne vertébrale entière en téléradiographie.

Années 1920 En Europe, débuts attestés de la pratique de la chiropraxie. Création d'organismes professionnels.

1932 Création de European Chiropractors' Union (ECU).

1937 En Suisse, première légalisation de la chiropraxie en Europe.

1944 Aux États-Unis, création de Foundation for Chiropractic Education and Research (FCER).

À partir de 1960 La chiropraxie est acceptée progressivement dans le système de santé.

1961 Décès de B.J. Palmer.

1963 Création de National Board of Chiropractic Examiners (NBCE).

1965 Au Royaume-Uni, création du premier établissement européen d'enseignement de la chiropraxie, Anglo-European College of Chiropractic (AECC).

1974 Aux États-Unis, le Council on Chiropractic Education (CCE) est reconnu comme organisme d'agrément national (*accreditation*).
Fin du processus de légalisation de la chiropraxie dans l'État de Louisiane.

1978 Création du périodique *Journal of Manipulative and Physiological Therapeutics*, *JMPT,* première publication chiropratique à comité de lecture.

1980 Création de Association for the History of Chiropractic (AHC).

1982 Le périodique *Journal of Manipulative and Physiological Therapeutics* est la première publication chiropratique référencée à l'*Index Medicus*.

1984 En France, création de l'Institut français de chiropratique (IFC), aujourd'hui Institut franco-européen de chiropraxie (IFEC).

1986 En Europe, création de European Council on Chiropractic Education (ECCE).

1987 Création de la Fédération internationale de Chiropratique du Sport (FICS).
En France, l'IFC est officiellement autorisé à poursuivre son enseignement.

1988 Création de la Fédération mondiale de chiropratique, World Federation of Chiropractic (WFC).

1995 CENTENAIRE DE LA CHIROPRAXIE.

1997 L'OMS reconnaît à la WFC le statut d'organisation non gouvernementale affiliée.

2001 Création des Councils on Chiropractic Education International (CCEI).

2002 En France, la loi n° 2002-303 du 4 mars 2002 prévoit une réglementation de la chiropraxie.

2005 L'OMS publie une étude sur l'enseignement de la chiropraxie.

2006 En Europe, création de European Academy of Chiropractic (EAC), un organisme de l'ECU.

2011 En France, le décret n° 2011-32 du 7 janvier 2011 du ministère du Travail, de l'emploi et de la santé définit la pratique de la chiropraxie.

2012 Les chiropracteurs sont enregistrés auprès des Agences régionales de santé (ARS).

2013 Décision n° 2013-94-001 du 6 mai 2013 du ministère des Affaires sociales et de la santé portant agrément de l'IFEC pour dispenser une formation en chiropraxie.

2015 Le Diplôme de chiropraxie délivré par l'IFEC est enregistré au Répertoire national des certifications professionnelles.

Annexe 1

La terminologie en chiropraxie

La terminologie des débuts de la chiropraxie est en anglais. Elle est *chiropractic* pour la méthode et *chiropractor* pour le praticien. Elle a été maintenue jusqu'à aujourd'hui. Elle a été adaptée dans d'autres langues au fur et à mesure de la diffusion de la méthode dans le monde.

La terminologie en langue française est variable selon les époques et selon les pays. Le terme « chiropraxie » apparaît en France dans les années trente du XXe siècle. D'autres termes ont également été en usage : « chirothérapie, chiropractique, chiropractie et chiropratique ».

La terminologie officielle retenue par le législateur français en 2002 puis en 2011 est « chiropraxie » pour la méthode et « chiropracteur, chiropractrice » pour les praticiens ; l'adjectif est « chiropratique ». Dans les autres pays francophones, la terminologie est « chiropratique » pour la méthode et « chiropraticien, chiropraticienne » pour les praticiens.

Dans le langage courant, hors de la profession chiropratique, les termes ci-dessus sont parfois utilisés de manière changeante. Ils sont aussi utilisés de manière imprécise par des praticiens n'ayant pas de formation officielle en chiropraxie.

Annexe 2

Des définitions de la chiropraxie

(Dans la langue originale de rédaction)

2015 — France, Académie nationale de médecine

Dictionnaire médical de l'Académie nationale de médecine
(Version 2015)

Définition de la chiropraxie.

« Méthode thérapeutique consistant en diverses manipulations manuelles sur les articulations, principalement la colonne vertébrale et se proposant de remédier à certaines affections de l'appareil locomoteur et parfois viscérales. »

Définition de la manipulation en chiropraxie.

« En chiropraxie la manipulation consiste en un geste rapide du praticien appliquant à une articulation visée une impulsion de haute vélocité et de faible amplitude. Elle est délivrée en un point déterminé, aux caractéristiques (sens, direction, amplitude) parfois représentables par un vecteur et choisies en tenant compte de l'état articulaire. La manipulation a pour effet un mouvement articulaire passif, contrôlé, forcé, rapide, atteignant l'espace dit paraphysiologique. »

2014 — Association française de chiropraxie (AFC)

« La chiropraxie a pour objet la détection, le traitement et la prévention des dysfonctionnements du squelette et de leurs conséquences, notamment au niveau de la colonne vertébrale et des membres. Ces dysfonctionnements se traduisent notamment par des douleurs ou une limitation du mouvement.

« La chiropraxie se fonde sur une conception globale du fonctionnement de l'organisme et des relations existant entre la colonne vertébrale, le système nerveux et certains troubles de la santé. Elle prend ainsi en compte les facultés de récupération du corps humain. Elle repose principalement sur les actes de manipulation vertébrale, de manœuvre d'ajustement vertébral et de mobilisation des articulations. La chiropraxie est donc une réponse naturelle, non médicamenteuse, préventive autant que curative.

« La chiropraxie est reconnue par le Code de la santé publique qui réserve le titre de chiropracteur aux professionnels justifiant d'un diplôme agréé par le ministère de la Santé. »

2011 — France, ministère du Travail, de l'emploi et de la santé

Journal officiel de la République française du 9 janvier 2011

Décret n° 2011-32 du 7 janvier 2011 relatif aux actes et aux conditions d'exercice de la chiropraxie

« Article 1er — Les praticiens justifiant d'un titre de chiropracteur sont autorisés à pratiquer des actes de manipulation et mobilisation manuelles, instrumentales ou assistées mécaniquement, directes et indirectes, avec ou sans vecteur de force, ayant pour seul but de prévenir ou de remédier à des troubles de l'appareil locomoteur du corps humain et de leurs conséquences, en particulier au niveau du rachis, à l'exclusion des pathologies organiques qui nécessitent une intervention thérapeutique, médicale, chirurgicale, médicamenteuse ou par agents physiques. Ils exercent dans le respect des recommandations de bonnes pratiques établies par la Haute Autorité de santé.

« Ces actes de manipulation et mobilisation sont neuro-musculo-squelettiques, exclusivement externes. Ils peuvent être complétés par des conseils ou des techniques non invasives, conservatrices et non médicamenteuses à visée antalgique. »

2005 — European Chiropractors' Union (ECU)

« Chiropractic is a primary contact health profession with its own unique principles and practice. Chiropractic care, including diagnosis and management, focuses upon the relationship between structure, primarily the spine, and function, primarily via the nervous system, as it relates to health, posture and performance. »

2005 — Organisation mondiale de la santé (OMS), World Health Organization (WHO)

« A health care profession concerned with the diagnosis, treatment and prevention of disorders of the neuromusculo-skeletal system and the effects of these disorders on general health. There is an emphasis on manual techniques, including joint adjustment and/or manipulation with a particular focus on subluxations. »

2001 — World Federation of Chiropractic (WFC)

« A health profession concerned with the diagnosis, treatment and prevention of mechanical disorders of the musculoskeletal system, and the effects of these disorders on the function of the nervous system and general health. There is an emphasis on manual treatments including spinal adjustment and other joint and soft tissue manipulation. »

Annexe 3

La chiropraxie en France

La loi n° 2002-303 du 4 mars 2002 (article 75) prévoyait une réglementation pour la chiropraxie (*Journal officiel* du 5 mars 2002). Cette loi a été suivie par le décret n° 2011-32 du 7 janvier 2011 du ministère du Travail, de l'emploi et de la santé relatif aux actes et aux conditions d'exercice de la chiropraxie (*Journal officiel* du 9 janvier 2011) (Voir l'Annexe 2).

Ce décret définit le statut officiel du praticien justifiant du titre de chiropracteur. Celui-ci est un professionnel de la santé ; il est enregistré auprès des Agences régionales de santé (ARS). Il a le statut de praticien de premier contact et les patients peuvent le consulter directement.

Le chiropracteur recueille et analyse les informations nécessaires à l'établissement d'un diagnostic dans le champ d'application de sa méthode. Il est tenu d'assurer la qualité et la sécurité des soins qu'il prodigue, conformément aux données de la recherche scientifique. Il collabore avec les professionnels de santé. C'est pourquoi, lorsque la situation clinique le requiert, il adresse les patients à un médecin pour avis ou prise en charge.

L'enseignement officiel de la chiropraxie est assuré par un institut de l'enseignement privé supérieur, l'Institut franco-européen de chiropraxie (IFEC), dans ses établissements d'Ivry-sur-Seine et de Toulouse. Cet enseignement à plein temps est réparti en cinq années académiques.

Annexe 4

Des organismes internationaux de la chiropraxie

Association of Chiropractic Colleges (ACC)
www.chirocolleges.org
Association for the History of Chiropractic (AHC)
www.historyofchiropractic.org
Councils on Chiropractic Education International (CCEI)
www.cceintl.org
European Academy of Chiropractic (EAC)
www.eacacademy.eu
European Chiropractors' Union (ECU)
www.ecunion.eu
European Council on Chiropractic Education (ECCE)
www.cce-europe.org
Fédération internationale de Chiropratique du Sport (FICS)
www.fics-sport.org
Institut franco-européen de chiropraxie (IFEC)
www.ifec.org
Société franco-européenne de chiropraxie (SOFEC)
www.vertebre.com
World Congress of Chiropractic Students (WCCS)
www.wccsworldwide.org
World Federation of Chiropractic (WFC)
www.wfc.org

Annexe 5

L'OMS et la chiropraxie

À la fin de 2005 l'Organisation mondiale de la santé (OMS) établissait un rapport intitulé *WHO Guidelines on basic training and safety in chiropractic* adressé aux autorités sanitaires de ses 192 États membres. Ce rapport formule des recommandations détaillées pour garantir la qualité d'un enseignement de la chiropraxie contrôlé officiellement. Il s'agit par ces recommandations d'assurer la protection des patients et d'éviter la pratique de la chiropraxie par des personnes non qualifiées.

Le rapport constate que la chiropraxie est une méthode distincte des autres formes de thérapie. Selon son principe fondamental, la relation harmonieuse entre la structure, particulièrement la colonne vertébrale, et la fonction, coordonnée par l'appareil nerveux, est essentielle au maintien et au rétablissement de la santé. Des effets neuro-physiologiques peuvent résulter de dysfonctionnements articulaires vertébraux dénommés subluxations par les chiropracteurs. La chiropraxie met l'accent sur des traitements conservateurs, sans recours à des médicaments ni à la chirurgie. Le modèle bio-psychosocial est important dans cette démarche thérapeutique.

Les chiropracteurs décident du traitement approprié et ils sont praticiens de premier contact (*primary contact health care providers*). En tant que tels ils réfèrent leurs patients à d'autres praticiens chaque fois que cela est requis. Pour ces raisons, seuls des chiropracteurs diplômés d'établissements officiels de niveau universitaire peuvent pratiquer la chiropraxie de manière sûre et efficace. La chiropraxie ne consiste pas en un nombre limité de manœuvres sommaires pouvant être apprises dans le cadre de formations courtes à but commercial.

De plus, l'OMS souligne l'intérêt croissant du public pour les méthodes de santé naturelles, telle la chiropraxie qui propose des soins personnalisés, d'un coût maîtrisé, dans les cas de dysfonctionnements de l'appareil musculo-squelettique. Il est donc justifié d'inclure la chiropraxie dans les systèmes de santé.

Annexe 6

Des publications chiropratiques

Chiropractic History
www.historyofchiropractic.org
Chiropractic Journal of Australia, CJA
www.chiropractors.asn.au
Chiropractic & Manual Therapies
(jusqu'en 2011 *Chiropractic and Osteopathy*)
www.chiromt.com
Clinical Chiropractic
www.intl.elsevierhealth.com/journals/clch
European Journal of Chiropractic
(jusqu'en 2003)
Journal of Chiropractic Humanities
www.journalchirohumanities.com
Journal of Chiropractic Medicine
www.journalchiromed.com
Journal of Manipulative and Physiological Therapeutics, JMPT
www.jmptonline.org
The Journal of Chiropractic Education
www.journalchiroed.com
The Journal of the Canadian Chiropractic Association
www.chiropractic.ca/jcca.online
Index to chiropractic literature, ICL
Association of Chiropractic Colleges
www.chiroindex.org

Bibliographie

RÉFÉRENCES CHIROPRATIQUES, AUTRES RÉFÉRENCES, ÉTUDES ET RAPPORTS, TEXTES OFFICIELS RELATIFS À LA CHIROPRAXIE EN FRANCE

RÉFÉRENCES CHIROPRATIQUES

Bach (Marcus), *The Chiropractic Story*, Austell, Georgia, Si-Nel Publishing & Sales, 1968.

Biedermann (Freimut), *Grundsätzliches zur Chiropraktik vom ärtzlichen Standpunkt aus*, Saulgau/Wttbg, Haug & Cie, 1953.

Brown (B.T.), Bonello (R.), Pollard (H.), « The biopsychosocial model and hypothyroidism », *Chiropractic & Osteopathy*, 2005, www.chiroandosteo.com/content/13/1/5.

Chiropraxis, Revue périodique de chiropratique, Genève, Éditions OZ, Numéro spécial Automne 1977 ; 1, juin 1978 ; 2, décembre 1978 ; 3, automne 1979.

Clum (Gerard W.), « The Professional Qualities of the Chiropractor », *Chiropractic Journal of Australia*, 2006, 36(3).

Coulter (I.), *Chiropractic : A Philosophy for Alternative Health Care*, Oxford, Butterworth-Heinemann, 1999.

Cowie (James B.), Roebuck (Julian), *An Ethnography of a Chiropractic Clinic, Definitions of a Deviant Situation*, New York, The Free Press, 1975.

Ebrall (Phillip Stuart), « Is EBM Damaging the Social Conscience of Chiropractic ? », *Chiropractic Journal of Australia*, 2016, 44(3).

« European Issue », *Chiropractic History, The Archives and Journal of the Association for the History of Chiropractic*, 2007, 27(1).

Fleuriau (Philippe), *La chiropraxie. Définition, pratiques et limites dans le cadre réglementaire,* AFC, 2016.

Fournier (Michel-Henry), « Coïncidences », *Chiropraxis, Revue périodique de chiropratique*, 1, juin 1978.

Gatterman (Meridel I.), « The Patient-Centred Paradigm : A Model for Chiropractic Health Promotion and Wellness », *Chiropractic Journal of Australia,* 2006, 36(3).
— « Subluxation - Historical Perspectives », *Chiropractic Journal of Australia*, 2009, 39(4).

Gaucher (Pierre-Louis), « About subluxation… being an essay in chiropractic semiasology », *European Journal of Chiropractic*, 1982, 30(1).

Gaucher-Peslherbe (Pierre-Louis), *La chiropractique. Contribution à l'histoire d'une discipline marginalisée*, Éditions Jupilles, 1985.

Gaucher-Peslherbe (Pierre-Louis), Parny (Sylvain), *La chiropratique et vos vertèbres*, Editions Encre, 1985.

Gillet (H.), Liekens (M.), *Belgian chiropractic Research notes,* Huntington Beach, California, Motion Palpation Institute, 1981.

Gibbons (Russell), « The Evolution of Chiropractic : Medical and Social Protest in America. Notes on the survival years and after », In *Modern Developments in the Principles and Practice of Chiropractic*, edited by Haldeman (S.), New York, Appleton-Century-Crofts, 1980.

Gontard (Pierre), Communications personnelles.

Gruny (Pierre), « A contribution to the History of the Franco-European Institute of Chiropractic : From Dream to Achievement », *Chiropractic History, The Archives and Journal of the Association for the History of Chiropractic*, 2007, 27(1).
— Communications personnelles.

Homewood (A.E.), *The Neurodynamics of the Vertebral Subluxation,* Thornhill, Ontario, Chiropractic Publishers (Canada), 1973 (1962).

Homola (Samuel), « Thirty Years after "Bonesetting, Chiropractic & Cultism" : Confessions of a Chiropractic Heretic », *Chiropractic History, The Archives and Journal of the Association for the History of Chiropractic*, 1995, 15(2).
— « Chiropractic vertebral subluxations : science vs. pseudoscience », *Science-Based Medicine*, October 1, 2010. www.sciencebasedmedicine.org.

Illi (Fred W.), *The Vertebral Column, Life-Line of the Body*, Lombard, Illinois, The National College of Chiropractic, 1951.

Jamison (Jennifer R.), « Chiropractic Holism : Interactively Becoming in a Reductionist Health Care System », *Chiropractic Journal of Australia*, 1993, 23(3).
— « Chiropractic holism : the characteristics of the chiropractor as an instrument of healing », *European Journal of Chiropractic*, 1995, 43(1).

Janse (Joseph), « History of the Development of Chiropractic Concepts ; Chiropractic Terminology », In *The Research Status of Spinal Manipulative Therapy, A Workshop held at the National Institutes of Health.* Murray Goldstein, Editor. U.S. Department of Health, Education, and Welfare, Bethesda, Maryland, 1975.
— *Principles and Practice of Chiropractic, An Anthology*, Edited by R.W. Hildebrandt, Lombard, Illinois, The National College of Chiropractic, 1976.

Jolliot (Chantal), « Holism in Health Care : a Powerful Notion or an Elusive Endeavor ? », *Chiropractic Journal of Australia*, 2012, 42(2).
— « Chiropractic in France : Legal and Societal Considerations », *Chiropractic History, The Archives and Journal of the Association for the History of Chiropractic*, 2007, 27(1).
— « Vital Force : An Everlasting Notion for the Original Stance of Chiropractic », *Chiropractic Journal of Australia*, 2006, 36(3).

— « Chiropractic and Vitalism : A Strange Conceptual Encounter », *Chiropractic History, The Archives and Journal of the Association for the History of Chiropractic*, 2005, 25(2).

Keating (Joseph C.), « The embryology of chiropractic thought », *European Journal of Chiropractic*, 1991, 39(3).
— « Scientific epistemology and the status of chiropractic : we are what we do », *European Journal of Chiropractic*, 1993, 41(3).

Keating (Joseph C.), Callender (Alana K.), Cleveland (Carl S.), *A History of Chiropractic Education in North America, Report to the Council of Chiropractic Education*, The Association for the History of Chiropractic, Council on Chiropractic Education, 1998.

Kelner (Merrijoy), Hall (Oswald), Coulter (Ian), *Chiropractors, Do they help ? A study of their education and practice*, Toronto, Fitzhenry & Whiteside, 1980.

Kleynhans (Andrew M.), « A Chiropractic Conceptual Framework », *Chiropractic Journal of Australia*, 1998, 28(3).

Lawrence (Dana J.) (Editor), *Fundamentals of Chiropractic Diagnosis and Management*, Baltimore, Williams & Wilkins, 1991.

Leach (Robert A.), *The chiropractic theories, A synopsis of scientific research*, Mississippi State, Mid-South Scientific Publishers, 1981.
— *The chiropractic theories : A textbook of scientific research*, ed. 4, Baltimore, Lippincott, Williams and Wilkins, 2004.

Manga (P.), Angus (D.) et al, *The Effectiveness and Cost-Effectiveness of Chiropractic Management of Low-Back Pain*, 1993, University of Ottawa, Canada.

Martin (Steven C.), « The Limits of Medicine: A Social History of Chiropractic, 1895-1930 », *Chiropractic History, The Archives and Journal of the Association for the History of Chiropractic*, 1993, 13(1).

Meade (T.W.), Dyer (S.), Browne (W.), Townsend (J.), Frank (A.O.), « Low back pain of mechanical origin : randomized comparison of chiropractic and hospital outpatient treatment », *British Medical Journal*, 2 June 1990.

Nyiendo (Joanne), « Disabling Low Back Oregon Workers' Compensation Claims », *Journal of Manipulative and Physiological Therapeutics*, Part I, March/April 1991 ; Part II, May 1991.

Palmer (B.J.), *The Subluxation Specific — The Adjustment Specific*, The Palmer School of Chiropractic, Davenport, Iowa, 1934.
— *The bigness of the fellow within*, Spartanburg, South Carolina, 1949. Réédition de 1978.

Palmer (Daniel David), *The Chiropractor's Adjuster. Text-Book of the Science, Art and Philosophy of Chiropractic,* Portland, Oregon, Portland Printing House Company, 1910. Réédition de 1966.
— *The Chiropractor*, Los Angeles, Press of Beacon Light. Publication posthume de 1914. Réédition de 1970.

Palmer (David D.), *Three generations. A History of Chiropractic*, Palmer College of Chiropractic, Davenport, Iowa, 1967.

Peters (Rolf E.), « The subluxation — Historical Aspects », *Chiropractic Journal of Australia*, 2009, 39(4).

Peters (Rolf), Chance (Mary Ann), « What Early Chiropractors "Treated" », *Chiropractic Journal of Australia*, 2005, 35(2).

Pollard (Henry P.), Hardy (Katie E.), Curtin (Deborah), « Biopsychosocial Model of Pain and Its Relevance to Chiropractors », *Chiropractic Journal of Australia*, 2006, 36(3).

Richards (Dennis M.), « The Palmer Philosophy of Chiropractic — An Historical Perspective », *Chiropractic Journal of Australia*, 1991, 21(2).

Rome (Peter L.), « A Basis for the Theory of a Central Chiropractic Principle — The Vertebral Subluxation », *Chiropractic Journal of Australia*, 2013, 43(1).

— « Medical Evidence Recognising the Vertebral Subluxation Complex », *Chiropractic Journal of Australia*, 2016, 44(4).
— « Terminology relating to the vertebral subluxation complex and the manipulative sciences », *Chiropractic Journal of Australia*, 2017, 45(2), Parts 1 and 2.

Rosner (Anthony L.), *The Role of Subluxation in Chiropractic*, Des Moines, FCER, Foundation for Chiropractic Education and Research, 1997.

Schafer (R.C.), Faye (L.J.), *Motion Palpation and Chiropractic Technic – Principles of Dynamic Chiropractic*, Huntington Beach, California, The Motion Palpation Institute, 1989.

Stephenson (Ralph W.), *Chiropractic Text Book*, Davenport, Iowa, The Palmer School of Chiropractic, 1948 (1927).

The Chiropractic Report, Lettre d'information, Toronto, Ont., Canada. www.chiropracticreport.com.

Vear (Herbert J.) (edited by), *Chiropractic Standards of Practice and Quality of Care*, Gaithersburg, Maryland, Aspen Publishers, 1992.

Wardwell (Walter I.), *Chiropractic : History and Evolution of a New Profession*, St. Louis, Mosby Year Book, 1992.

Weiant (C.W.), Goldschmidt (S.), *Medicine and Chiropractic*, Lombard, Illinois, The National College of Chiropractic, 1975 (1957).

Wiese (Glenda), « That They May Walk Again : A History of Chiropractic's Fight Against Polio », *Chiropractic Journal of Australia*, 2005, 35(2).

AUTRES RÉFÉRENCES

Canguilhem (Georges), *La connaissance de la vie*, Hachette, 1952.

Dupuy (Jean-Pierre), « D'Ivan Illich aux nanotechnologies », *Études*, février 2007.

Erny (Pierre), *L'homme divers et un. Positions en anthropologie*, L'Harmattan, 2001.

Good (Byron), *Comment faire de l'anthropologie médicale*, Institut Synthélabo, 1998 (1994).

Laplantine (François), *Anthropologie de la maladie*, Payot, 1986.

Le Breton (David), *Anthropologie du corps et modernité*, PUF, 1990.

Lecourt (Dominique) (Sous la direction de), *Dictionnaire de la pensée médicale*, Presses universitaires de France, 2004.

Lowen (Alexander), *Bioenergetics*, Penguin Books, 1975.

Massé (Raymond), *Culture et santé publique, Les contributions de l'anthropologie à la prévention et à la promotion de la santé*, Montréal, Gaëtan Morin Editeur, 1995.

Oschman (James), *Energy Medicine. The scientific basis*, London, Churchill Livingstone, 2000.

Pichot (André), *Histoire de la notion de vie*, Gallimard, 1993.

Rey (Roselyne), *Histoire de la douleur*, La Découverte, 1993.
— *Naissance et développement du vitalisme en France de la deuxième moitié du 18e siècle à la fin du Premier Empire*, Oxford, Voltaire Foundation, 2000.

Sendrail (Marcel), *Histoire culturelle de la maladie*, Éditions Privat, 1980.

Vannotti (Marco), « La douleur et le discours médical », In *Le mal et la douleur*, Neuchâtel, Musée d'ethnographie, 1986.

Williams (Elizabeth), *The physical and the moral. Anthropology, physiology, and philosophical medicine in France, 1750-1850*, Cambridge, Cambridge University Press, 1994.

Wunenberger (Jean-Jacques), *Imaginaires et rationalité des médecines alternatives*, Les Belles Lettres, 2006.

ÉTUDES ET RAPPORTS (CLASSIFICATION CHRONOLOGIQUE)

The Research Status of Spinal Manipulative Therapy, A Workshop held at the National Institutes of Health, Murray Goldstein, Editor, US Department of Health, Education, and Welfare, Bethesda, Maryland, 1975.

Chiropractic in New Zealand, Report of the Commission of Inquiry, Presented to the House of Representatives by Command of His Excellency the Governor-General, Wellington, 1979.

Législation et réglementation administrative concernant l'utilisation et les méthodes non classiques de diagnostic et de traitement par le personnel agréé, Conseil de l'Europe, Strasbourg, 1984.

Niboyet (J.E.H.), *Rapport sur certaines techniques de soins ne faisant pas l'objet d'un enseignement organisé au niveau national. Acupuncture, Homéopathie, Médecine Manuelle*, Maisonneuve, 1984.

Évaluer les médecines différentes, un défi ?, Rapport au ministre des Affaires sociales et de la Solidarité nationale et au secrétaire d'État chargé de la Santé, Groupe de réflexion « Médecines différentes », Collection des rapports officiels, La Documentation française, Paris, 1986.

Pesson dit Besson (Maryline), *La chiropractique*, Centre de Recherches et d'Information Chiropractiques, CRIC, 1986.

Back Pain. Report of a Clinical Standards Advisory Group Committee on Back Pain, HMSO, London, May 1994.

« Resolution on the status of non-conventional medicine », *Official Journal of the European Union*, 16 June 1997.

Consensus for the Chiropractic Profession in Europe, European Chiropractors' Union, Roskilde, Danemark, 1998.

« A European approach to non-conventional medicines », *Official Gazette of the Council of Europe*, November 1999.

Proceedings from a conference on Philosophy in Chiropractic Education, World Federation of Chiropractic, in association with the Association of Chiropractic Colleges and the US National Board of Chiropractic Examiners. Fort Lauderdale, Florida, November 10-13, 2000.

Robard (Isabelle), *Médecines non-conventionnelles et droit. La nécessaire intégration dans les systèmes de santé en France et en Europe*, Litec, Éditions du Juris-Classeur, Paris, 2002.

Auquier (Louis), « À propos des chiropracteurs et ostéopathes », Communiqué, *Bulletin de l'Académie nationale de médecine*, 2004, 188(3).

Haldeman (Scott), Chapman-Smith (David), Peterson (Donald M.), *Guidelines for Chiropractic Quality Assurance and Practice Paremeters, Proceedings of the Mercy Center Consensus Conference*, Jones and Bartlett Publishers, Missisauga, Ontario, Canada, 2005.

WHO guidelines on basic training and safety in chiropractic, World Health Organization, Geneva, 2005.

« Ostéopathie et Chiropraxie. En complément du communiqué de mars 2004 relatif aux applications de la loi du 4 mars 2002 (article 75) », Rapport de l'Académie nationale de médecine du 10 janvier 2006, *Bulletin de l'Académie nationale de médecine*, 2006, 190,1.

Analyse du rapport de l'Académie nationale de médecine à propos de la chiropraxie, Société franco-européenne de chiropraxie, SOFEC, 2006.

Barry (Caroline), Dufaure (Isabelle), Falissard (Bruno), *Évaluation de l'efficacité de la pratique de la chiropratique. Revue de la littérature médicale scientifique et de la littérature destinée aux professionnels*, Institut national de la santé et de la recherche médicale, INSERM, U669, 10 juin 2011.

Bontoux (Daniel), Couturier (Daniel), Menkès (Charles-Joël), *Les thérapies complémentaires. Leur place parmi les ressources de soins*, Académie nationale de médecine, Rapport du 5 mars 2013.

Manipulation cervicale et accident vasculaire. Actualisation des recommandations cliniques de la SOFEC, Société franco-européenne de chiropraxie, SOFEC, 2015.

TEXTES OFFICIELS RELATIFS À LA CHIROPRAXIE EN FRANCE

JOURNAL OFFICIEL DE LA RÉPUBLIQUE FRANÇAISE
5 mars 2002 — Loi n° 2002-303 du 4 mars 2002, article 75.
9 janvier 2011 — Décret n° 2011-32 du 7 janvier 2011.
26 mars 2014 — Décret n° 2014-367 du 24 mars 2014.
26 mars 2014 — Deux arrêtés du 24 mars 2014.
25 juillet 2015 — Arrêté du 17 juillet 2015.
14 février 2018 — Décrets n° 2018-91 et n° 2018-90 du 13 février 2018. Deux arrêtés du 13 février 2018.

BULLETIN OFFICIEL, MINISTÈRE DES AFFAIRES SOCIALES ET DE LA SANTÉ, RÉPUBLIQUE FRANÇAISE
N° 2013/5 du 15 juin 2013 — Décision n° 2013-94-001 du 6 mai 2013 portant agrément de l'Institut franco-européen de chiropraxie pour dispenser une formation en chiropraxie.
N° 2018/2 du 15 mars 2018 — Arrêté du 13 février 2018 relatif à la formation en chiropraxie.

HAUTE AUTORITÉ DE SANTÉ, RÉPUBLIQUE FRANÇAISE
Avis n° 2013.0068/AC/SBPP-MSP du 11 septembre 2013 du Collège de la Haute Autorité de santé relatif au projet de décret relatif à la formation des chiropracteurs et à l'agrément des établissements de formation en chiropraxie.

MÉDECINE, PHARMACIE, PARAMÉDICAL, MÉDECINE VÉTÉRINAIRE

AUX ÉDITIONS L'HARMATTAN

Dernières parutions

MORT DE LA CLINIQUE

Analyse de la fracture du système de santé

Michel Derrière Bass

Une médecine sans clinique est-elle encore humaine ? C'est la question posée par Michel Bass devant la crise profonde que traverse notre actuel système de santé. Procédures, protocoles, recommandations, traçabilité, evidence based medicine, gestion du risque, télémédecine, robotisation, transhumanisme : la médecine est désormais envahie par la technoscience d'une part, mais également par le marché et le management, au risque de se perdre.

(Coll. Psychanalyse et civilisations, 264 p., 27 euros)

ISBN : 978-2-343-15314-8, EAN EBOOK : 9782140100437

LIVE SURGERY

Alerte sur une pratique médicale dangereuse

Philippe Liverneaux

Une « Live Surgery » est une chirurgie en direct. Ainsi, pendant un congrès de chirurgie, une opération est retransmise sur grand écran. Tout en opérant, le chirurgien répond aux questions de la salle. Les opérations chirurgicales ont toujours attiré un public avide de sensations fortes et inspiré de nombreux artistes. Aujourd'hui, des sociétés savantes ferment les yeux sur la « Live Surgery », malgré des complications voire des morts en direct. Cet essai a pour but de lancer une alerte sur les risques encourus par les patients au cours d'une telle pratique. Faut-il interdire ou règlementer la « Live Surgery »?

(Coll. Ethique et pratique médicale, 110 p., 13 euros)

ISBN : 978-2-343-15466-4, EAN EBOOK : 9782140097454

HISTOIRE DE LA RELATION MÉDECIN-MALADE

Analyse autour des concepts d'information, de consentement et d'autonomie du patient

Sous la direction de Élodie Petitjean et Olivier Petitjean - Préfaces de Stéphanie Hennette-Vauchez et de François Bricaire

Le présent livre épluche la jurisprudence et recueille de nombreux témoignages pour prendre le lecteur par la main et le faire voyager au travers des siècles, du Moyen Âge jusqu'à aujourd'hui, avec quelques étapes marquantes, notamment : les grands procès fondateurs de la responsabilité médicale, la pleine autonomie existe-t-elle ?, le patient souhaite-t-il toujours être informé ?, le refus de consentir, le malade psychiatrique, le sujet dément, la protection du volontaire lors des essais cliniques, les préjudices subis, quelle information donner ?, comment et sous quelle forme ?

(Coll. Ethique et pratique médicale, 1080 p., 70 euros)

ISBN : 978-2-343-15238-7, EAN EBOOK : 9782140097447

LES SARCOMES OSSEUX CHEZ L'ENFANT

Une longue histoire

Michel A. Germain

Préambule du Professeur Georges Casanova - Préface du Professeur Dominique Poitout

À travers une approche historique précise qui rappelle qui est Ewing, le découvreur d'un type de sarcome infantile, et quels sont les différents éléments et autres acteurs intervenus dans la thérapeutique de cette pathologie. L'auteur s'attarde ici sur les transplants autologues de fibula vascularisée qu'il a utilisés précocement. Dans une analyse critique et historienne des procédés chirurgicaux fréquemment utilisés, il expose sa technique propre tant pour les membres que pour la mandibule. Xavier Riaud

(Coll. Médecine à travers les siècles, 172 p., 18 euros)

ISBN : 978-2-343-15315-5, EAN EBOOK : 9782140095504

INDUSTRIE PHARMACEUTIQUE : QUEL AVENIR ?

L'exemple de l'Algérie

Lillia Arezki

Préface de Thierry Garcin

Le marché du médicament est un enjeu économique, sociétal et éthique majeur dans l'industrie, mais la mondialisation contraint les firmes pharmaceutiques à rechercher de nouveaux marchés. Cependant, ce secteur situé au coeur des innovations technologiques est soumis à des règles strictes ; les stratégies d'implantation dans ces nouveaux marchés doivent donc être finement définies, notamment dans les pays émergents. Cette étude apporte des éléments de réponse en prenant le cas particulier de l'Algérie, pays monoculture ayant les hydrocarbures pour seule réelle ressource.

(Coll. Raisonance, 170 p., 18 euros)

ISBN : 978-2-343-15299-8, EAN EBOOK : 9782140095351

LES MOTS DE LA PHARMACIE

Une histoire linguistique de la pharmacie

Tithnara Sun

La place du pharmacien doit se discuter en considérant l'histoire de ses activités. Les conceptions attachées au médicament au cours des derniers millénaires sont accessibles par le vocabulaire fondamental de la pharmacie, par les mots désignant le médicament ainsi que le lieu, l'art ou la science, et le professionnel qui lui sont associés. Dans la perspective des enjeux de la définition de la pharmacie, cet ouvrage analyse ce vocabulaire dans plusieurs langues, son histoire et son interprétation.

(Coll. Acteurs de la Science, 304 p., 30 euros)

ISBN : 978-2-343-15202-8, EAN EBOOK : 9782140095016

L'INFORMATION DU PATIENT EN MÉDECINE NUCLÉAIRE

Dire et comprendre

Jean-Marc Israël

Lorsqu'un malade bénéficie d'un examen d'imagerie médicale, il semble indispensable qu'il en connaisse le résultat. Comment aborder le patient, que lui dire, et qui peut ou doit lui parler ? Cette version particulière du colloque singulier, de la rencontre malade-médecin, impose une réflexion qui aborde aussi bien les notions légales ou réglementaires qu'un regard sur la psychologie du patient, les angoisses éventuelles des soignants ou les nécessités médico-économiques qui s'imposent au monde de la santé.

(Coll. Ethique et pratique médicale, 104 p., 12,5 euros)

ISBN : 978-2-343-14795-6, EAN EBOOK : 9782140094293

VOYAGE À TRAVERS LA PSYCHIATRIE STÉPHANOISE 1975-2015

De l'envie de changer le monde à l'imagerie cérébrale

Gilles Damas Froissart

Voici un panorama des idées, des techniques, et des conceptions des soins. Il met en perspective le passage du modèle asilaire à la prise en charge de la personne ; et examine l'évolution de la pédopsychiatrie publique et associative dans ses réussites et les déchirements. L'auteur interroge également l'avenir de la discipline et ses enjeux : comment réguler l'augmentation des demandeurs aux urgences psychiatriques ? Quelle place accorder à la psychiatrie médicolégale ? Comment soigner les nouvelles pathologies addictives et avec quels moyens financiers ? Quelle place accorder à la psychanalyse dans la formation des psychiatres ?

(Coll. Ethique et pratique médicale, 212 p., 21,5 euros)

ISBN : 978-2-343-14797-0, EAN EBOOK : 9782140092244

HISTOIRE DE LA FACULTÉ DE MÉDECINE ET DES HÔPITAUX DE LILLE

Philippe Scherpereel, Marc Decoulx, Gérard Biserte

La Faculté de médecine de Lille fut créée en 1875. Bien avant la loi Debré, les concepteurs du Centre hospitalier universitaire de Lille eurent l'idée de réunir en un même lieu l'hôpital et la faculté qui constituent, après bien des mutations racontées dans cet ouvrage, l'un des principaux CHU et la plus importante faculté de médecine de France. Après avoir rappelé l'histoire de Lille et de ses hôpitaux, l'ouvrage abordera le développement des disciplines universitaires médicales et la vie des enseignants.

(Coll. Médecine à travers les siècles, 394 p., 38,5 euros)

ISBN : 978-2-343-14857-1, EAN EBOOK : 9782140093784

FÉMININ PLURIEL

Mémoires et réflexions d'un accoucheur gynécologue

Tanguy Kervran

À travers une expérience de 35 ans de vie professionnelle comme obstétricien, Tanguy Kervran nous invite à partager ses souvenirs, ses réflexions, ses interrogations, ses émotions, relatives aux prodiges de la grossesse et de la naissance. Il s'interroge sur l'évolution de la gynécologie et obstétrique. Il souligne à travers son expérience l'intrication entre la santé et la maladie, le corps et l'esprit.

(Coll. Ethique et pratique médicale, 304 p., 29 euros)

ISBN : 978-2-343-14149-7, EAN EBOOK : 9782140093111

LA NEUROCHIRURGIE EN AUVERGNE

Quarante années fondatrices (1953-1993)

Jacques Chabannes

Préface de François Resche

A partir de 1950 la neurochirurgie connait un véritable essor et s'organise au sein des structures hospitalières des grandes villes. Jacques Chabannes nous présente la période fondatrice de la neurochirurgie à Clermont-Ferrand, ainsi que ses principaux acteurs. Un témoignage unique puisque l'auteur a rencontré ces premiers neurochirurgiens, a été formé par eux et à contribué lui-même à l'essor de cette spécialité, tant sur le plan national qu'international.

(Coll. Médecine à travers les siècles, 124 p., 14 euros)

ISBN : 978-2-343-14768-0, EAN EBOOK : 9782140087899

FRÉDÉRIC CHOPIN (1810 - 1849)

Un musicien de génie atteint d'une maladie rare, la mucoviscidose

Michel A. Germain

Chopin est mort il y a 170 ans et personne ne s'est sérieusement interrogé sur sa maladie, ni sur la cause de son décès. Beaucoup de médecins considèrent sa maladie respiratoire comme étant la tuberculose pulmonaire. Michel Germain, à la lecture des archives de l'époque, est convaincu qu'il s'agit d'une maladie génétique : la mucoviscidose. Tous les symptômes se recoupent : taille petite et poids plume, infections et affections respiratoires avec toux chronique et intolérances digestives, probable stérilité, hémoptysies avec essoufflement, etc. Tout y est, même ses antécédents familiaux.

(Coll. Médecine à travers les siècles, 142 p., 15,5 euros)

ISBN : 978-2-343-14652-2, EAN EBOOK : 9782140086854

MÉDECINS ET POLITIQUE

Galerie de portraits de médecins politiciens à travers les âges

André Julien Fabre

Préface du Professeur Iradj Gandkbakhch

Les médecins se sont toujours intéressés à la politique. Cette participation a pris, au fil des siècles, les caractères les plus divers, de simple conseiller à dirigeant laissant une empreinte forte dans la vie politique du pays. C'est une galerie de portraits de plus de 300 médecins politiciens, de l'Antiquité à nos jours (de Che Guevara, à Céline et Littré), qui est présentée dans ce livre. Les politiciens vont-ils prendre le contrôle de la médecine ? Médecins et politiciens sont en effet condamnés à travailler ensemble.

(Coll. Médecine à travers les siècles, 286 p., 29,5 euros)

ISBN : 978-2-343-13018-7, EAN EBOOK : 9782140077166

HISTOIRE DE L'ANESTHÉSIE EN ODONTOLOGIE

De l'antiquité au début du XXe siècle

Pauline Gruber

L'origine des douleurs dentaires remonte aux premières caries, il y a 5000 ans, quand l'homme a commencé à cuire les aliments. Cet ouvrage présente l'évolution de la prise en charge des douleurs et de sa perception, des techniques d'anesthésie-analgésie et la pharmacopée développée à travers les siècles.

(Coll. Médecine à travers les siècles, 130 p., 18 euros)

ISBN : 978-2-343-12362-2, EAN EBOOK : 9782140056116

Structures éditoriales du groupe L'Harmattan

L'Harmattan Italie
Via degli Artisti, 15
10124 Torino
harmattan.italia@gmail.com

L'Harmattan Hongrie
Kossuth l. u. 14-16.
1053 Budapest
harmattan@harmattan.hu

L'Harmattan Sénégal
10 VDN en face Mermoz
BP 45034 Dakar-Fann
senharmattan@gmail.com

L'Harmattan Cameroun
TSINGA/FECAFOOT
BP 11486 Yaoundé
inkoukam@gmail.com

L'Harmattan Burkina Faso
Achille Somé – tengnule@hotmail.fr

L'Harmattan Guinée
Almamya, rue KA 028 OKB Agency
BP 3470 Conakry
harmattanguinee@yahoo.fr

L'Harmattan RDC
185, avenue Nyangwe
Commune de Lingwala – Kinshasa
matangilamusadila@yahoo.fr

L'Harmattan Congo
67, boulevard Denis-Sassou-N'Guesso
BP 2874 Brazzaville
harmattan.congo@yahoo.fr

L'Harmattan Mali
Sirakoro-Meguetana V31
Bamako
syllaka@yahoo.fr

L'Harmattan Togo
Djidjole – Lomé
Maison Amela
face EPP BATOME
ddamela@aol.com

L'Harmattan Côte d'Ivoire
Résidence Karl – Cité des Arts
Abidjan-Cocody
03 BP 1588 Abidjan
espace_harmattan.ci@hotmail.fr

L'Harmattan Algérie
22, rue Moulay-Mohamed
31000 Oran
info2@harmattan-algerie.com

L'Harmattan Maroc
5, rue Ferrane-Kouicha, Talaâ-Elkbira
Chrableyine, Fès-Médine
30000 Fès
harmattan.maroc@gmail.com

Nos librairies en France

Librairie internationale
16, rue des Écoles – 75005 Paris
librairie.internationale@harmattan.fr
01 40 46 79 11
www.librairieharmattan.com

Lib. sciences humaines & histoire
21, rue des Écoles – 75005 Paris
librairie.sh@harmattan.fr
01 46 34 13 71
www.librairieharmattansh.com

Librairie l'Espace Harmattan
21 bis, rue des Écoles – 75005 Paris
librairie.espace@harmattan.fr
01 43 29 49 42

Lib. Méditerranée & Moyen-Orient
7, rue des Carmes – 75005 Paris
librairie.mediterranee@harmattan.fr
01 43 29 71 15

Librairie Le Lucernaire
53, rue Notre-Dame-des-Champs – 75006 Paris
librairie@lucernaire.fr
01 42 22 67 13

www.ingramcontent.com/pod-product-compliance
Lightning Source LLC
LaVergne TN
LVHW051352061026
849535LV00009B/3140